# 懶人瑜伽

漫畫解剖

簡單到身體會自動記憶的宅瑜伽
拯救自律神經失調

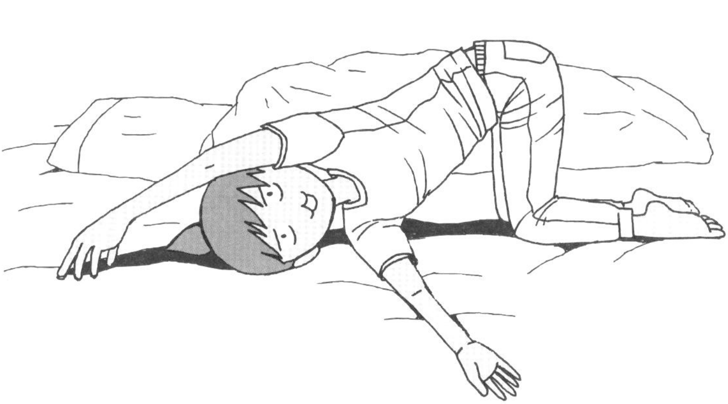

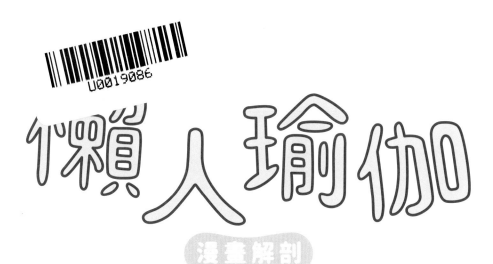

崎田美菜 著
福永伴子 審訂
白璧瑩 譯

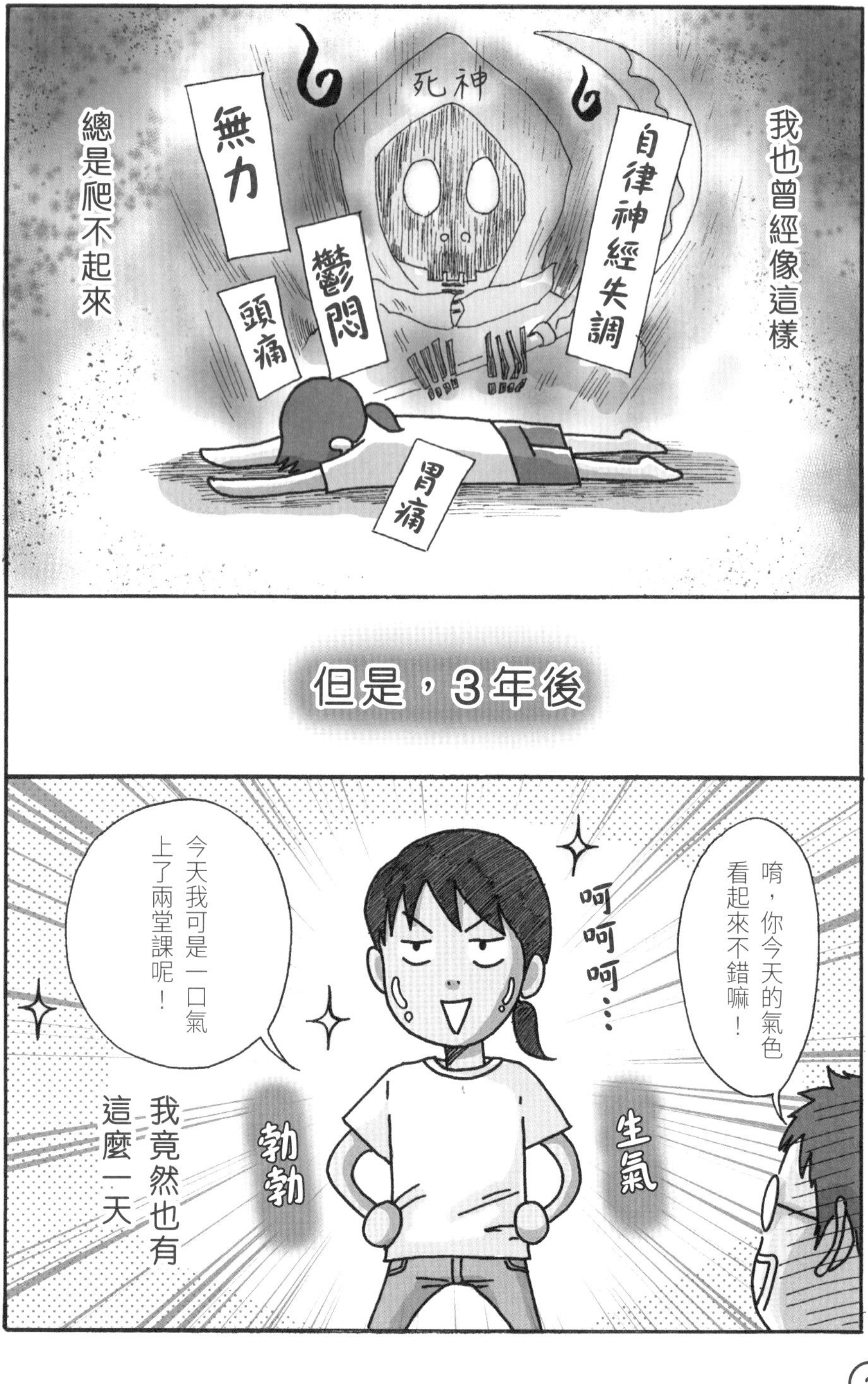
我也曾經像這樣
自律神經失調
死神
無力
鬱悶
頭痛
胃痛
總是爬不起來
但是，3年後
唷，你今天的氣色看起來不錯嘛！
呵呵呵……
生氣
勃勃
今天我可是一口氣上了兩堂課呢！
我竟然也有這麼一天

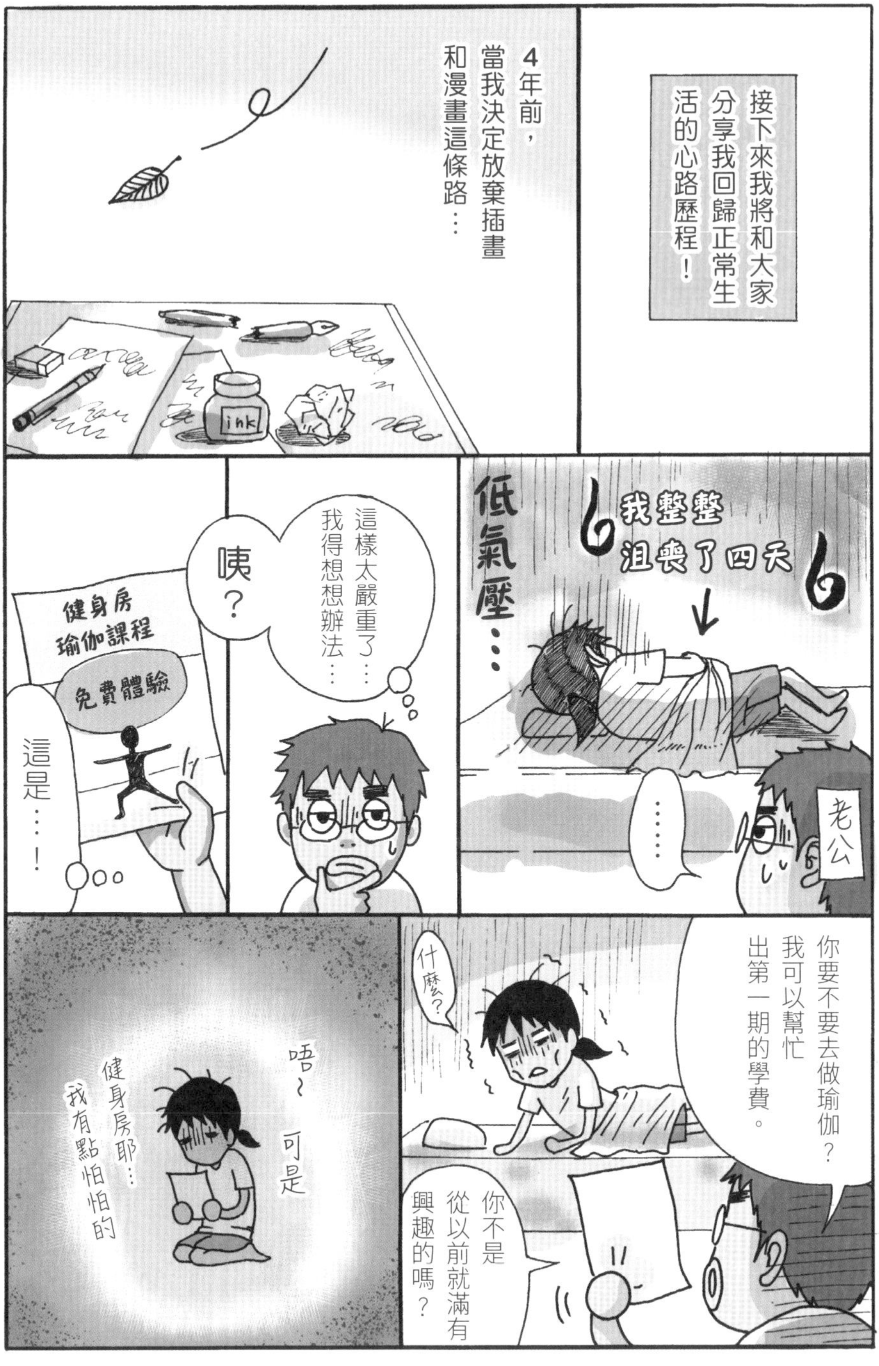
接下來我將和大家分享我回歸正常生活的心路歷程！
4年前，當我決定放棄插畫和漫畫這條路……
ink
我整整沮喪了四天
低氣壓…
……
老公
這樣太嚴重了…我得想想辦法…
咦？
健身房
瑜伽課程
免費體驗
這是…！
你要不要去做瑜伽？我可以幫忙出第一期的學費。
什麼？
你不是從以前就滿有興趣的嗎？
唔～可是健身房耶…我有點怕怕的

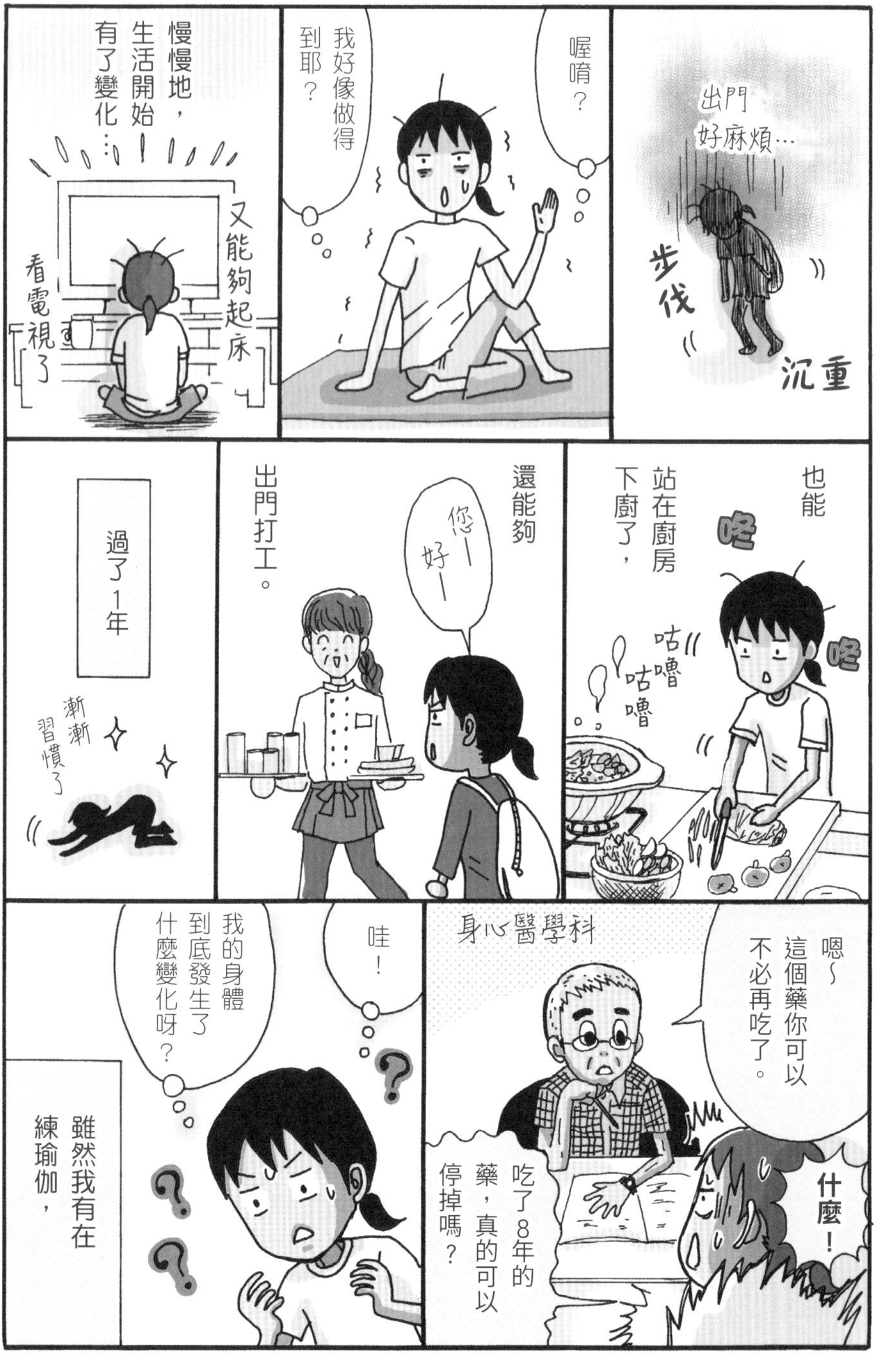
出門
好麻煩…
步伐
沉重
喔唷？
我好像做得到耶？
慢慢地，生活開始有了變化…
又能夠起床
看電視了
也能站在廚房下廚了，
咚
咕嚕
咕嚕
咚
還能夠出門打工。
您——好——
過了1年
漸漸習慣了
身心醫學科
嗯～這個藥你可以不必再吃了。
什麼！
吃了8年的藥，真的可以停掉嗎？
哇！
我的身體到底發生了什麼變化呀？
雖然我有在練瑜伽，

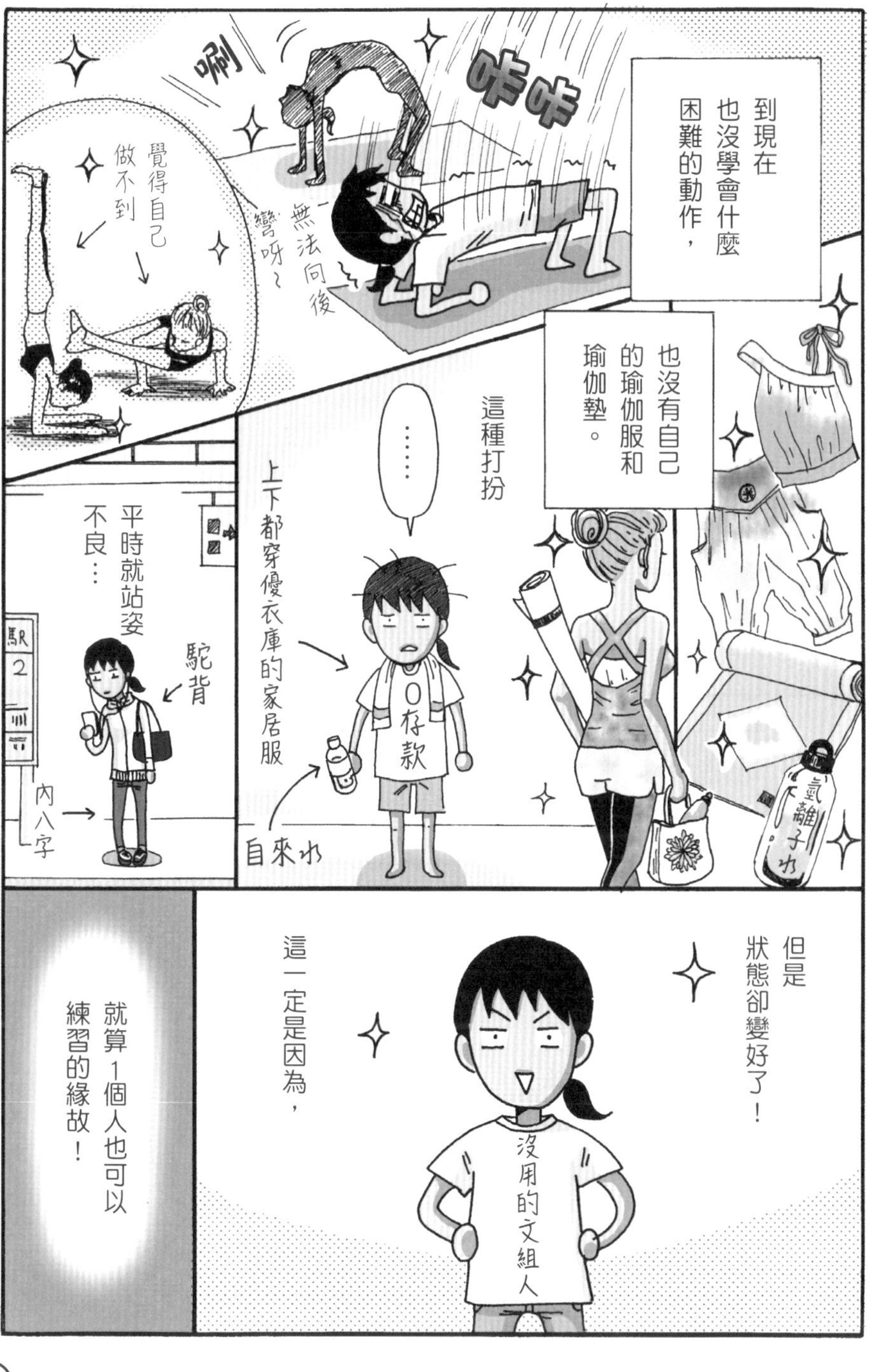

到現在也沒學會什麼困難的動作，
咔咔
唰
無法向後彎呀～
覺得自己做不到
也沒有自己的瑜伽服和瑜伽墊。
氫離子水
這種打扮
……
上下都穿優衣庫的家居服
0存款
自來水
平時就站姿不良…
駝背
內八字
駅
但是狀態卻變好了！
這一定是因為，
沒用的文組人
就算1個人也可以練習的緣故！

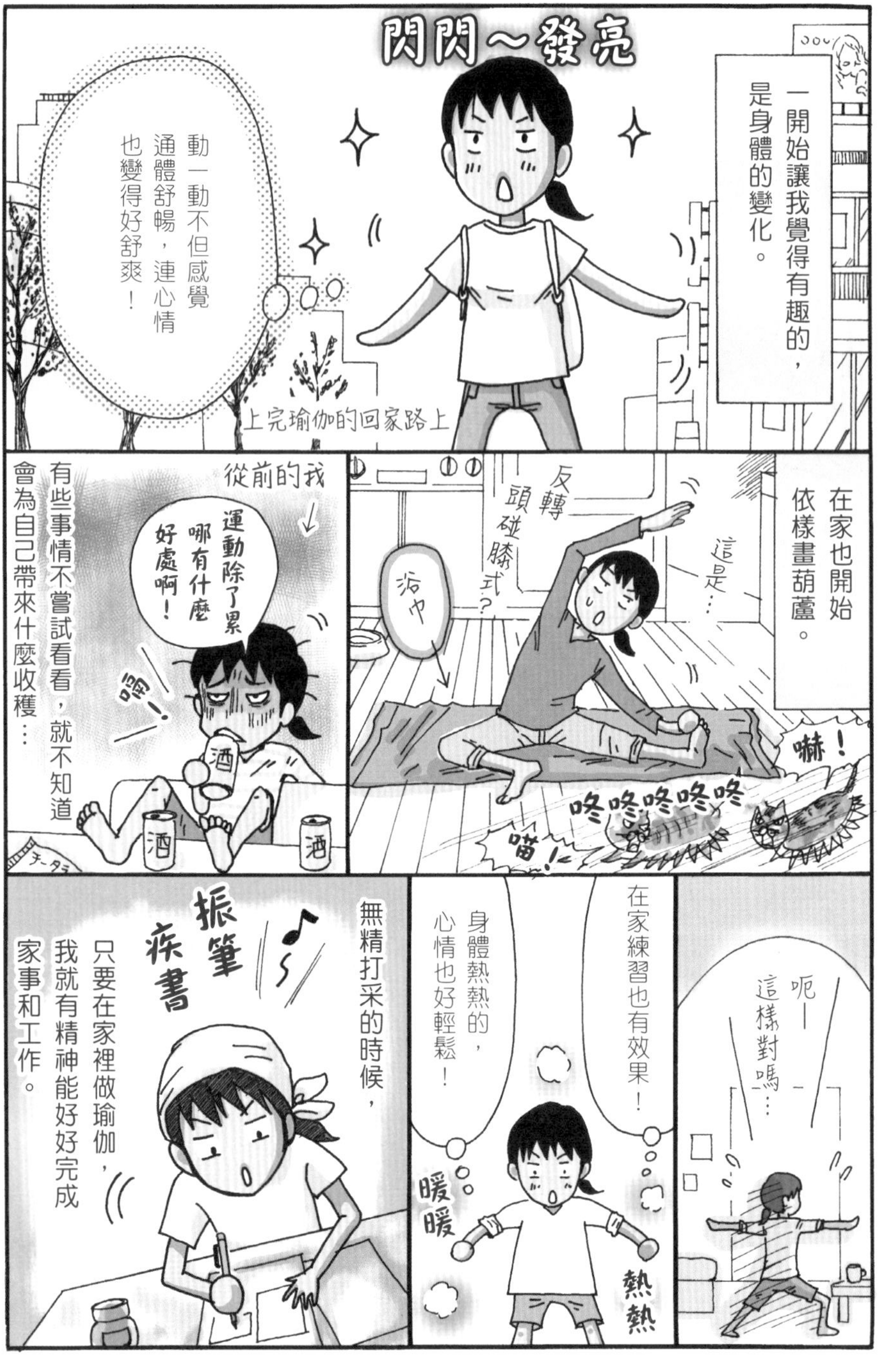
一開始讓我覺得有趣的，是身體的變化。
閃閃～發亮
動一動不但感覺通體舒暢，連心情也變得好舒爽！
上完瑜伽的回家路上
在家也開始依樣畫葫蘆。
這是…
反轉頭碰膝式？
浴巾
嚇！
咚咚咚咚咚
喵！
從前的我
運動除了累哪有什麼好處啊！
嗝！
酒
酒
酒
チータラ
有些事情不嘗試看看，就不知道會為自己帶來什麼收穫…
呃—這樣對嗎…
在家練習也有效果！
身體熱熱的，心情也好輕鬆！
暖暖
熱熱
無精打采的時候，
振筆疾書
只要在家裡做瑜伽，我就有精神能好好完成家事和工作。

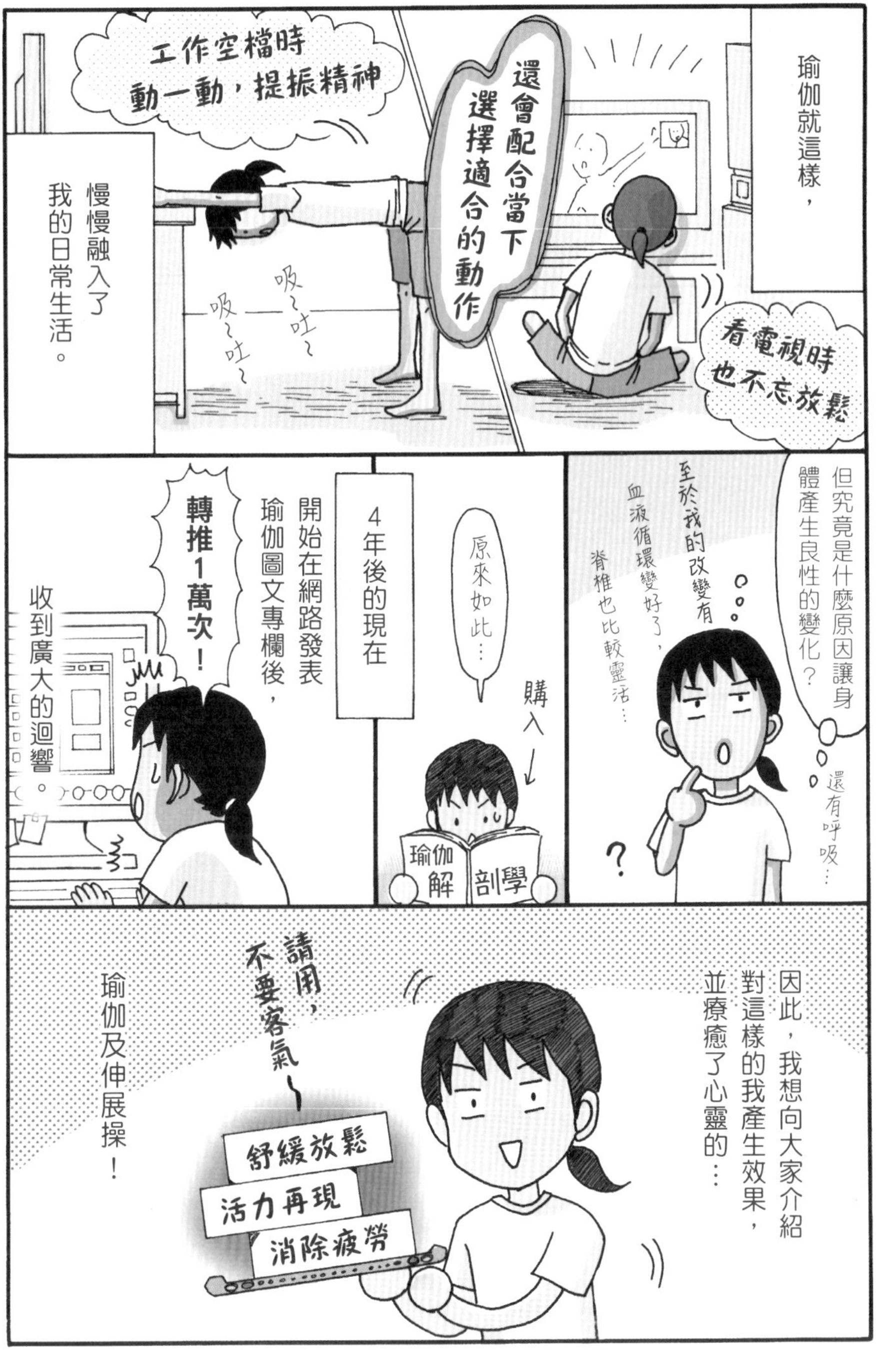
瑜伽就這樣，
看電視時也不忘放鬆
還會配合當下選擇適合的動作
工作空檔時動一動，提振精神
吸～吐～
吸～吐～
慢慢融入了我的日常生活。
但究竟是什麼原因讓身體產生良性的變化？
至於我的改變有
血液循環變好了，
脊椎也比較靈活…
還有呼吸…
原來如此…
購入
瑜伽解剖學
4年後的現在
開始在網路發表瑜伽圖文專欄後，
轉推1萬次！
收到廣大的迴響。
因此，我想向大家介紹對這樣的我產生效果，並療癒了心靈的…
瑜伽及伸展操！
請用，不要客氣～
舒緩放鬆
活力再現
消除疲勞

# 懶人瑜伽 目錄



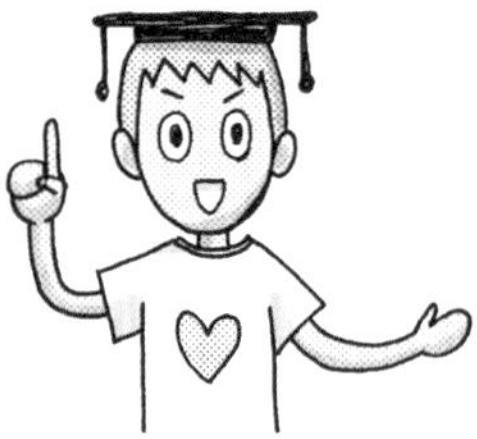

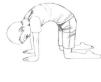

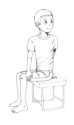

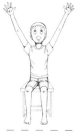

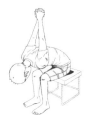

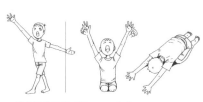

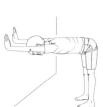

話說回來…

# 自律神經是蝦咪？

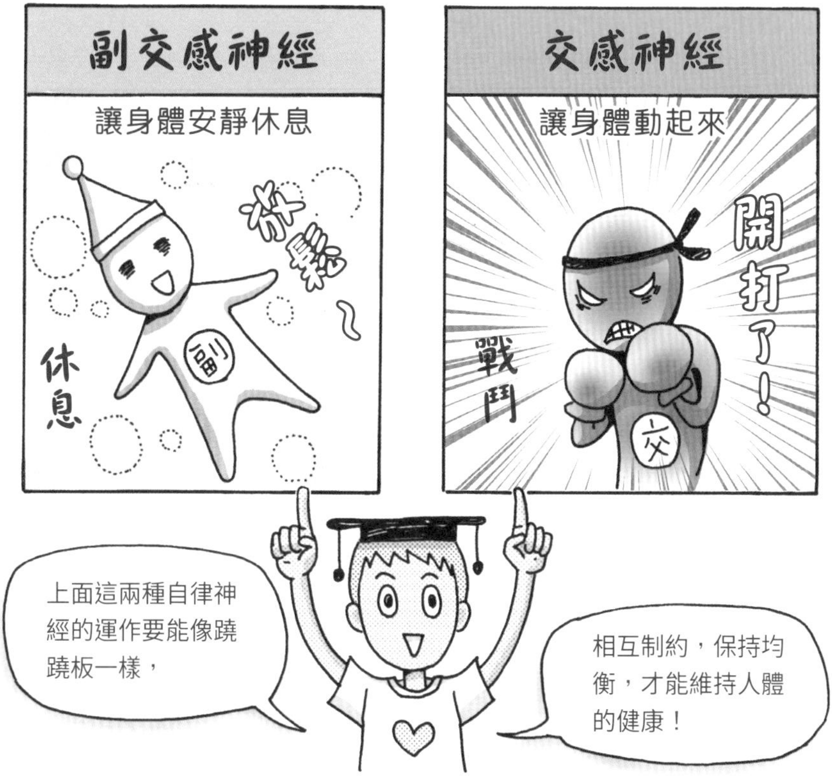
副交感神經
讓身體安靜休息
放鬆～
休息
副
交感神經
讓身體動起來
開打了！
戰鬥
交
上面這兩種自律神經的運作要能像蹺蹺板一樣，
相互制約，保持均衡，才能維持人體的健康！

**自律神經控制所有的內臟、血管、汗腺、肌肉**

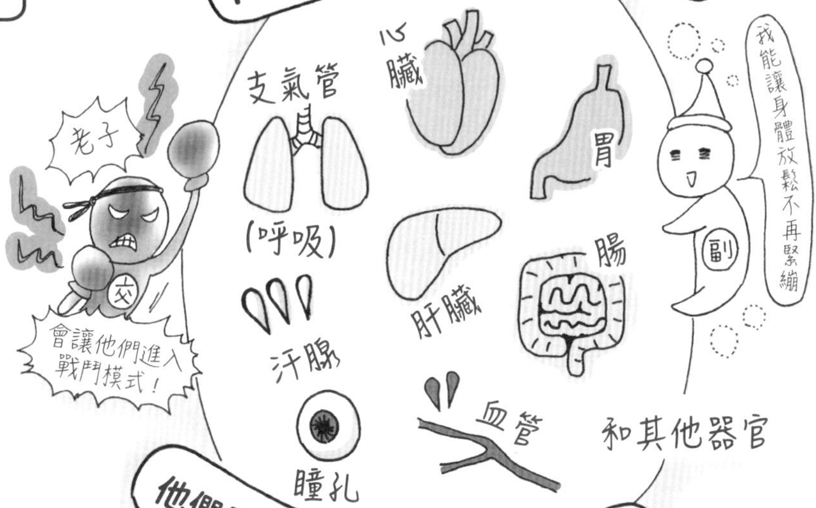
老子
會讓他們進入戰鬥模式！
交
支氣管
（呼吸）
心臟
胃
肝臟
腸
汗腺
瞳孔
血管
和其他器官
我能讓身體放鬆不再緊繃
副

**他們是會默默地（在無意識狀態）為我們調節體內環境的神經**

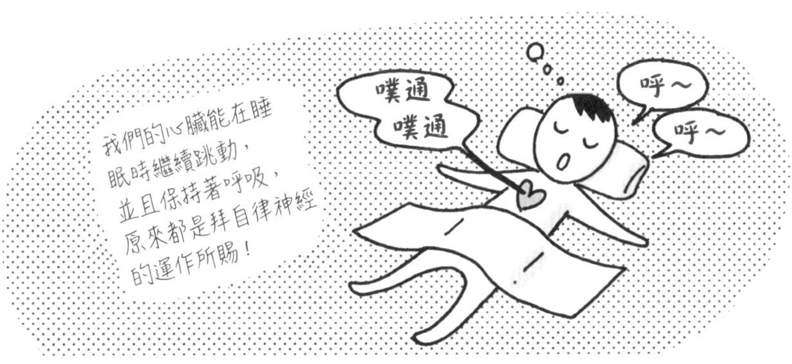
我們的心臟能在睡眠時繼續跳動，並且保持著呼吸，原來都是拜自律神經的運作所賜！
噗通噗通
呼～
呼～

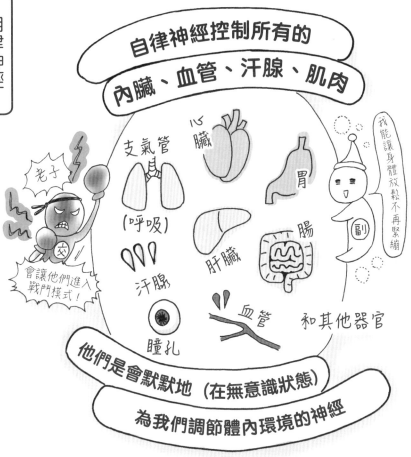

# 人體從哪裡
# 對自律神經發號施令？

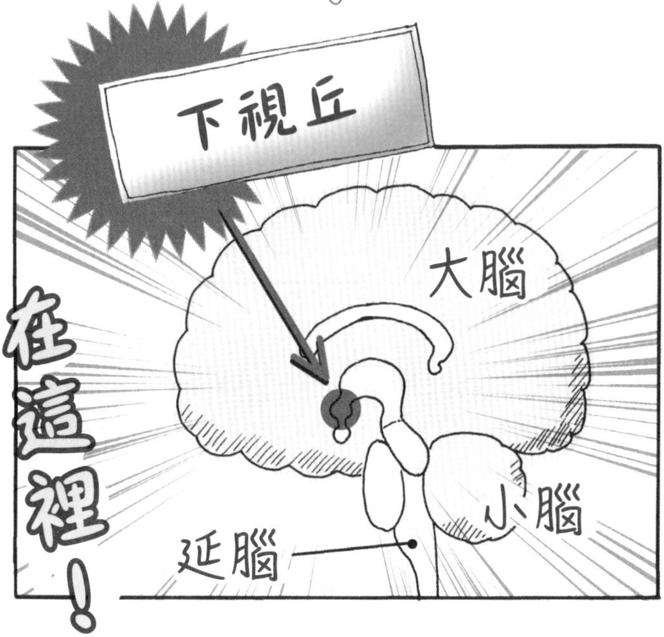


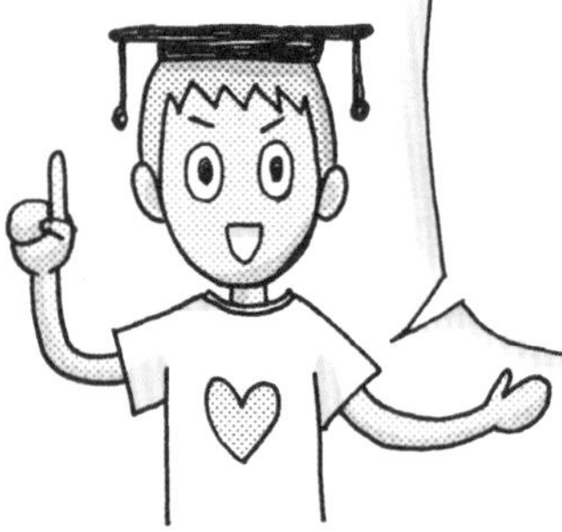

**【什麼是下視丘】**

掌握外在及體內環境變化，
向自律神經下達命令的部位。
命令內容會以「生理現象」呈現，
幫助身體適應各種變化喔！

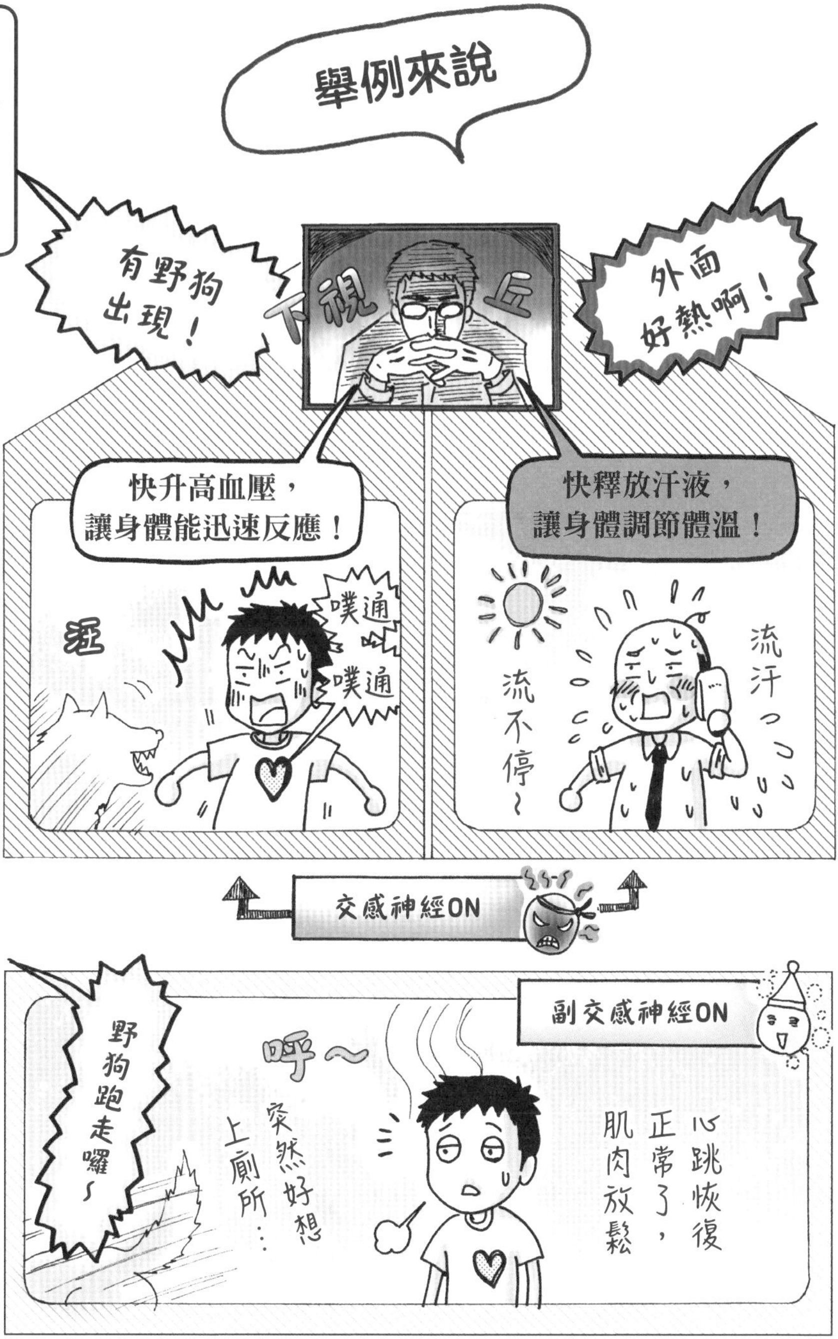
舉例來說
有野狗出現！
下視丘
外面好熱啊！
快升高血壓，讓身體能迅速反應！
汪
噗通
噗通
快釋放汗液，讓身體調節體溫！
流汗
流不停～
交感神經ON
副交感神經ON
野狗跑走囉～
呼～
突然好想上廁所…
心跳恢復正常了，肌肉放鬆

# 隨著心情狀態（情緒）
# 切換開關！

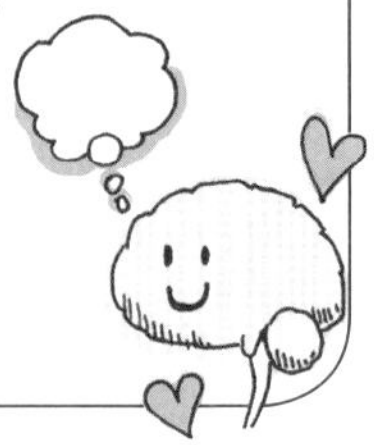

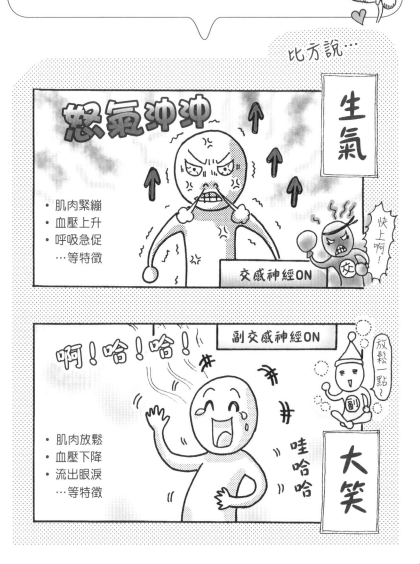

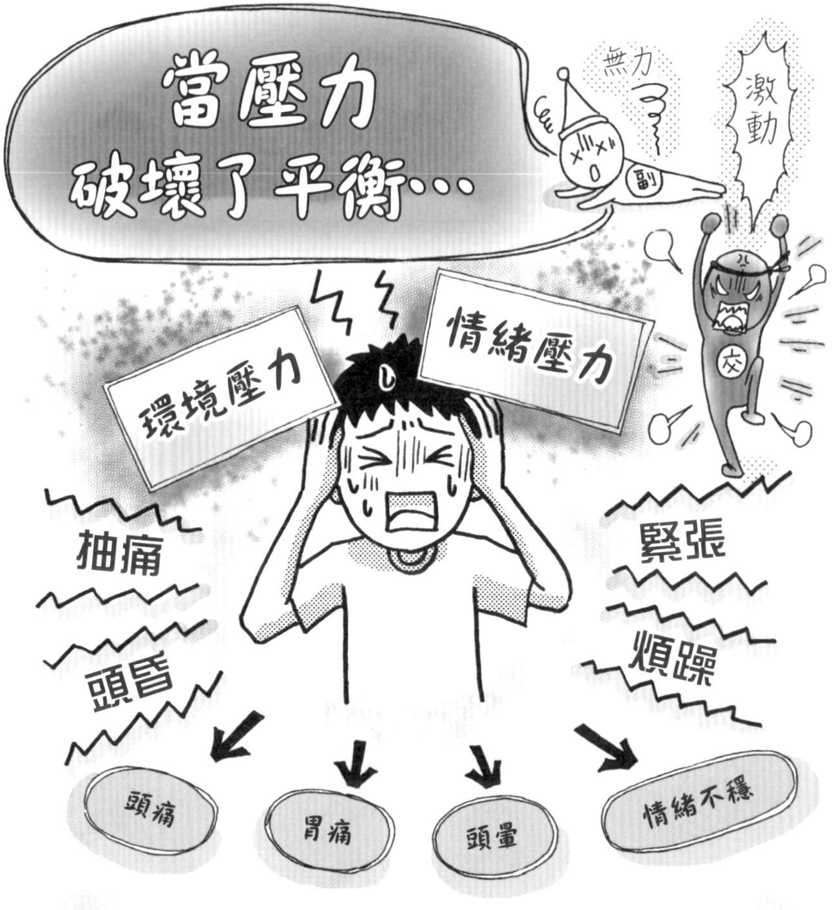
當壓力
破壞了平衡…
無力
副
激動
交
環境壓力
情緒壓力
抽痛
頭昏
緊張
煩躁
頭痛
胃痛
頭暈
情緒不穩

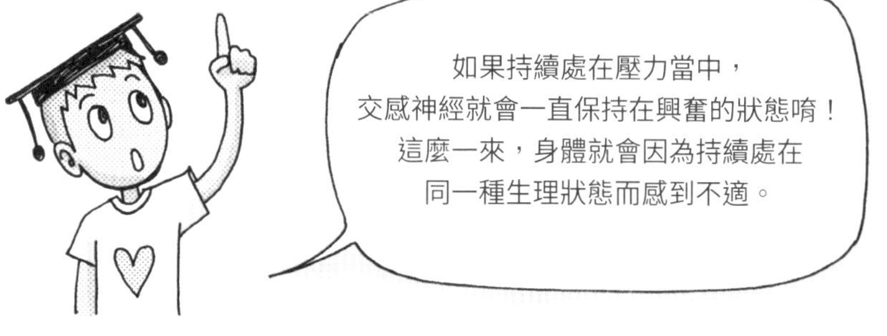
如果持續處在壓力當中，
交感神經就會一直保持在興奮的狀態唷！
這麼一來，身體就會因為持續處在
同一種生理狀態而感到不適。

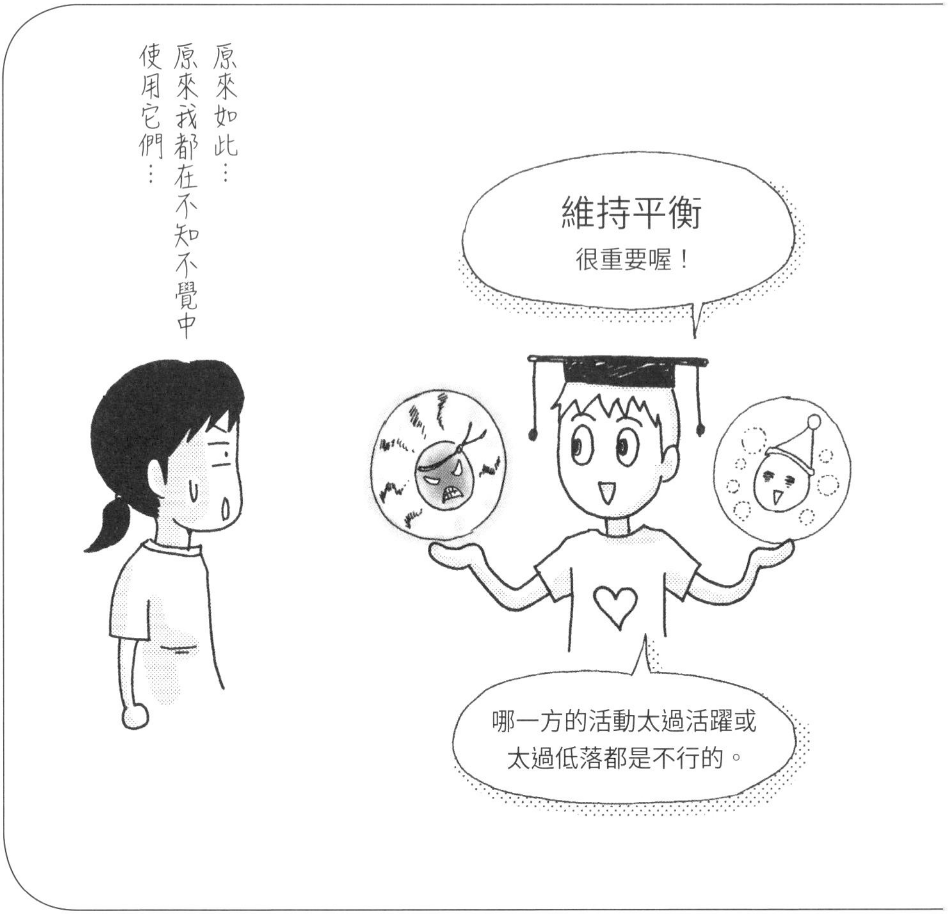
原來如此…
原來我都在不知不覺中
使用它們…
維持平衡
很重要喔！
哪一方的活動太過活躍或
太過低落都是不行的。

# 我這麼懶也學得會嗎？

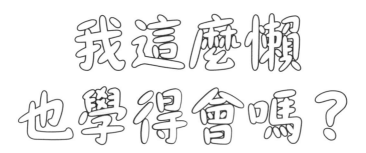

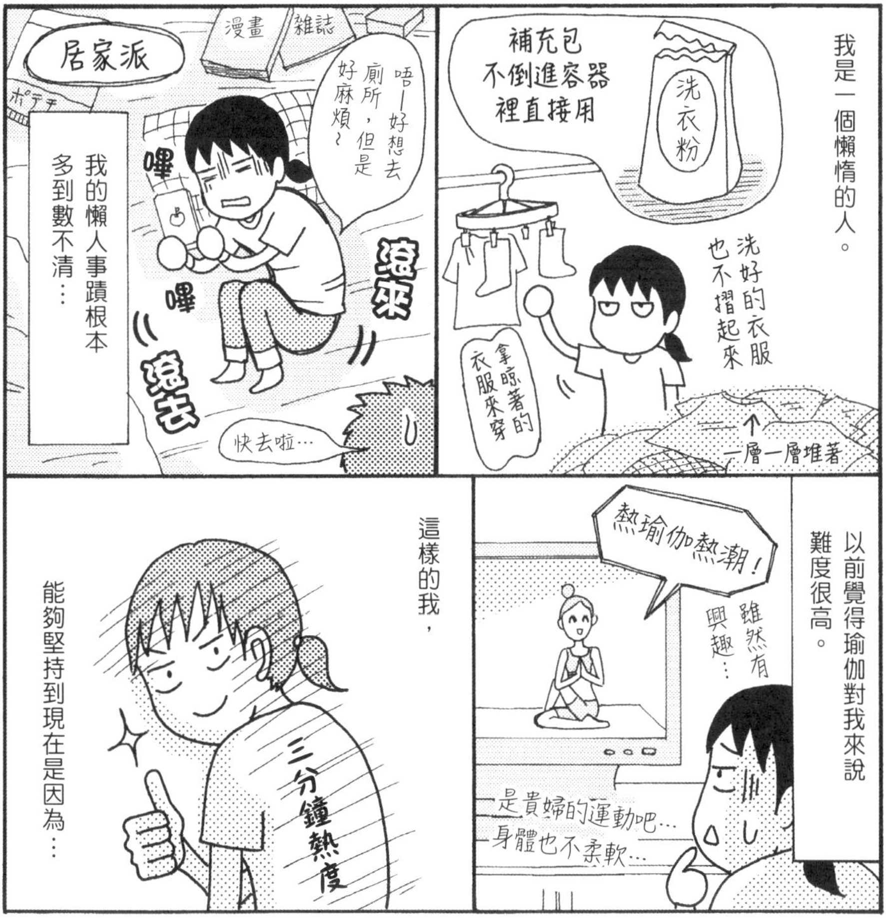
我是一個懶惰的人。
補充包不倒進容器裡直接用
洗衣粉
洗好的衣服也不摺起來
拿晾著的衣服來穿
一層一層堆著
居家派
漫畫
雜誌
ポテチ
我的懶人事蹟根本多到數不清⋯
唔ー好想去廁所，但是好麻煩～
嗶
嗶
滾來
滾去
快去啦⋯
以前覺得瑜伽對我來說難度很高。
熱瑜伽熱潮！
雖然有興趣⋯
是貴婦的運動吧⋯
身體也不柔軟⋯
這樣的我，
能夠堅持到現在是因為⋯
三分鐘熱度

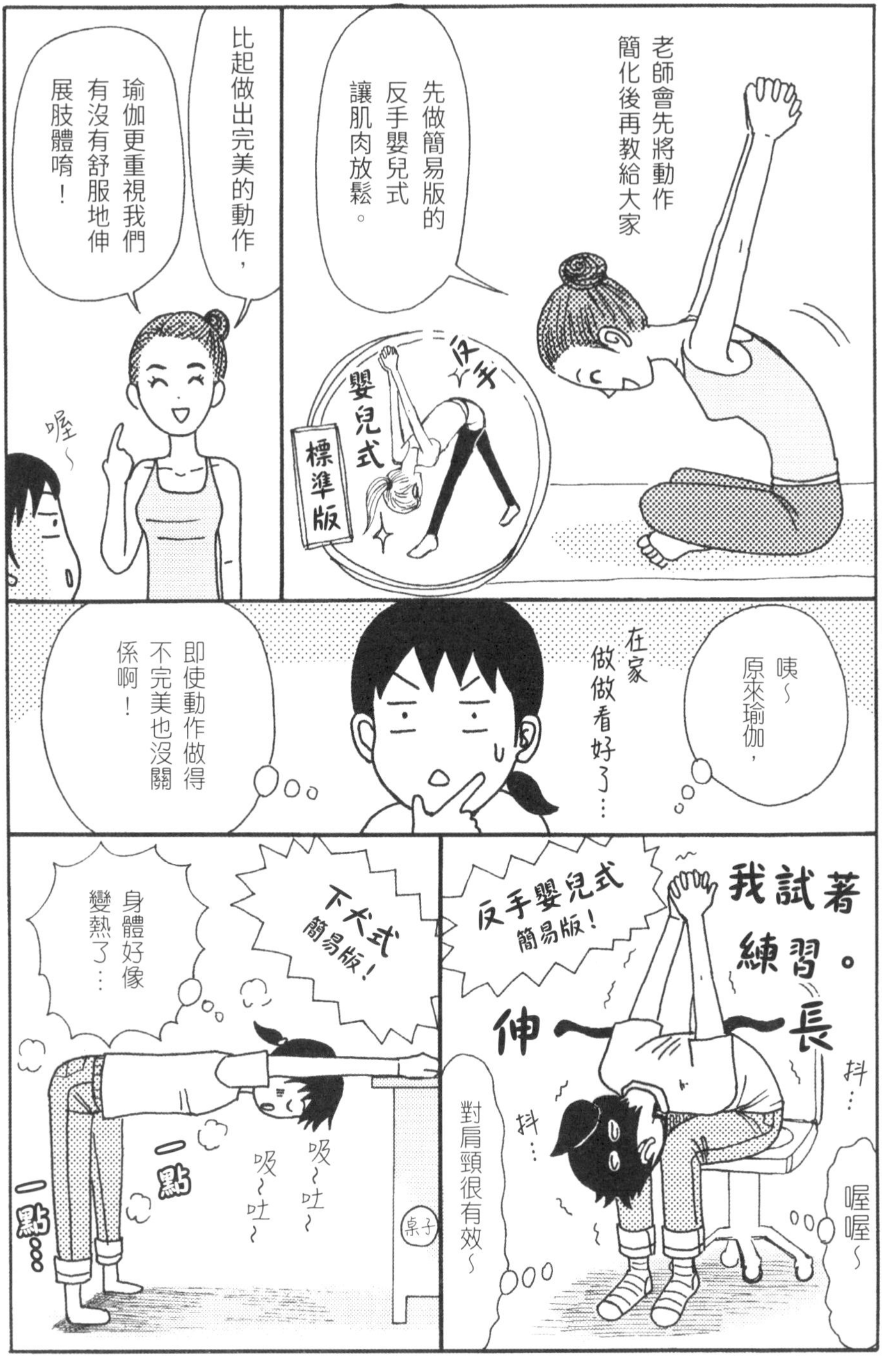
老師會先將動作簡化後再教給大家
先做簡易版的反手嬰兒式讓肌肉放鬆。
反手嬰兒式
標準版
比起做出完美的動作，
瑜伽更重視我們有沒有舒服地伸展肢體唷！
喔～
咦～原來瑜伽，
即使動作做得不完美也沒關係啊！
在家做做看好了…
我試著練習。
反手嬰兒式簡易版！
伸～長
抖…
抖…
對肩頸很有效～
喔喔～
下犬式簡易版！
身體好像變熱了…
吸～吐～
吸～吐～
一點一點…
桌子

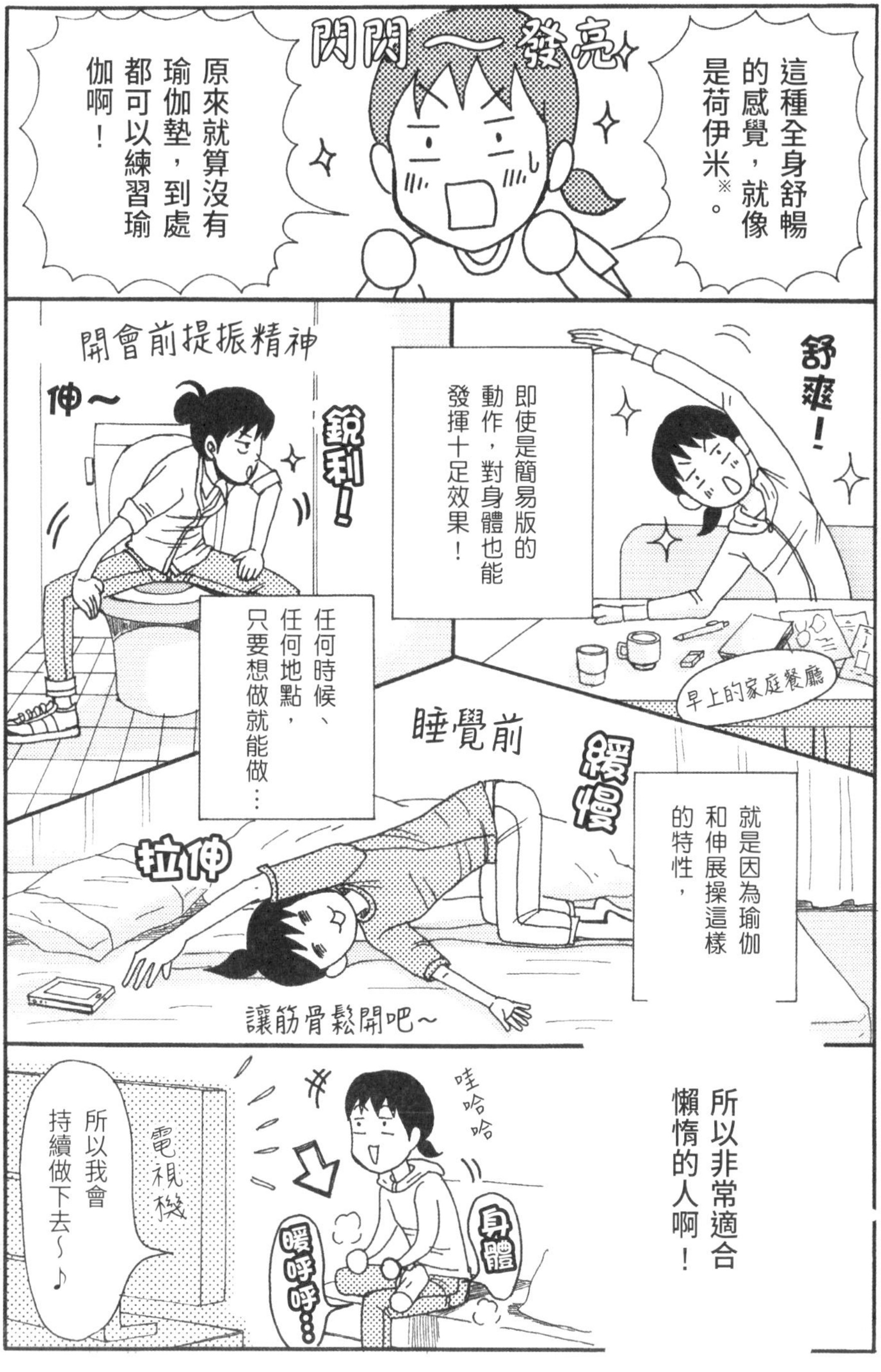
這種全身舒暢的感覺，就像是荷伊米※。
閃閃——發亮
原來就算沒有瑜伽墊，到處都可以練習瑜伽啊！
舒爽！
即使是簡易版的動作，對身體也能發揮十足效果！
早上的家庭餐廳
開會前提振精神
伸～
銳利！
任何時候、任何地點，只要想做就能做⋯
睡覺前
緩慢
就是因為瑜伽和伸展操這樣的特性，
拉伸
讓筋骨鬆開吧～
所以非常適合懶惰的人啊！
哇哈哈
身體
暖呼呼⋯
電視機
所以我會持續做下去～♪

※恢復的咒語。（編按：出自遊戲「勇者鬥惡龍」裡的補血咒語。）

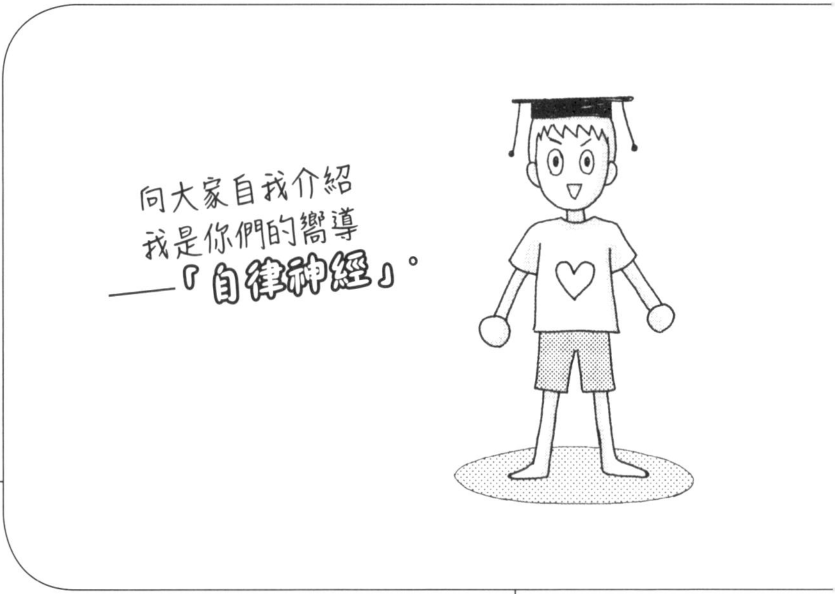
向大家自我介紹
我是你們的嚮導
——「自律神經」。

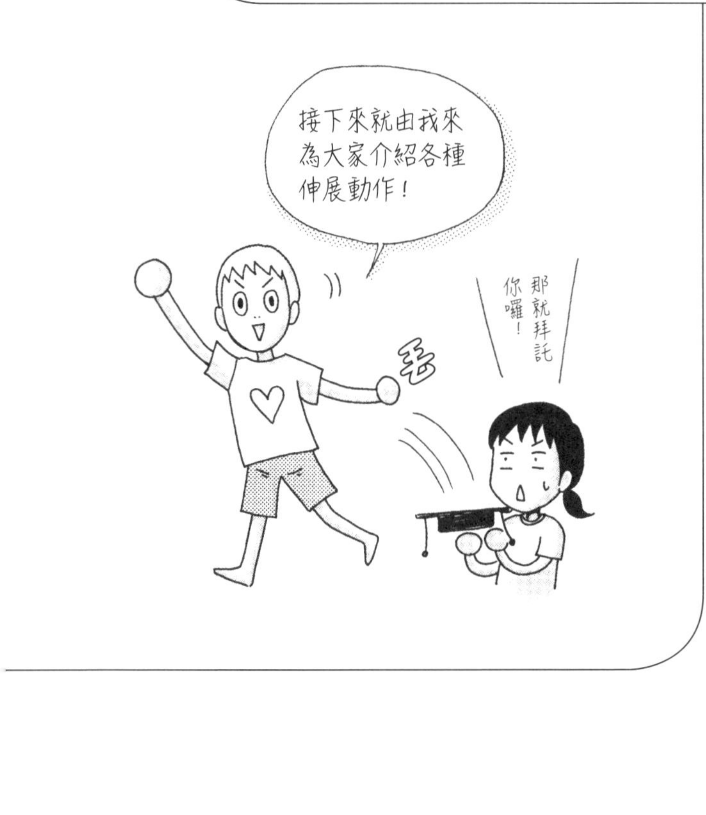
接下來就由我來為大家介紹各種伸展動作！
丟
那就拜託你囉！

# ①章
# 舒緩放鬆

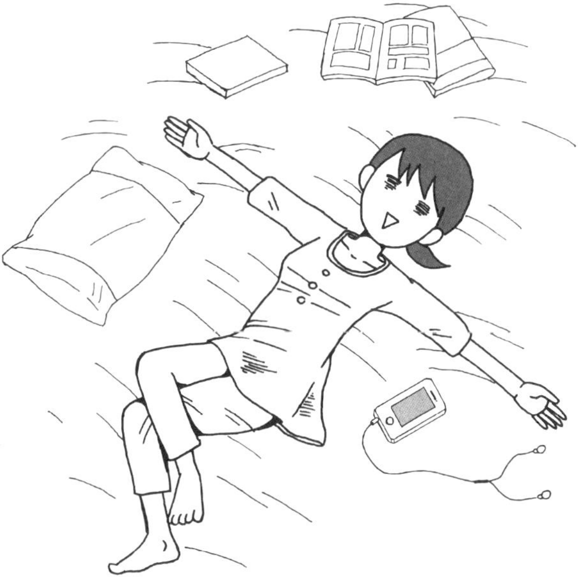

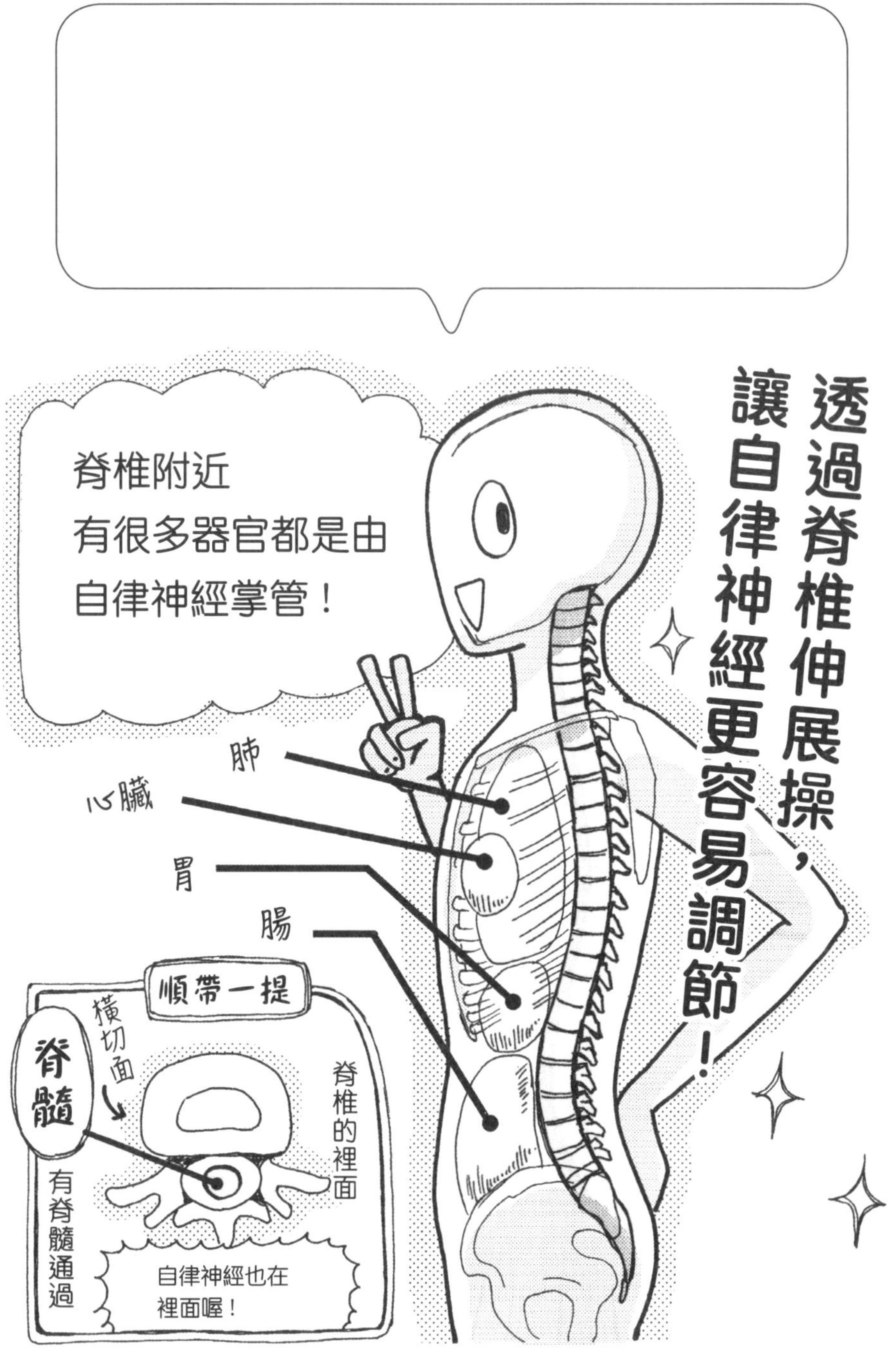

透過脊椎伸展操，
讓自律神經更容易調節！
脊椎附近
有很多器官都是由
自律神經掌管！
肺
心臟
胃
腸
順帶一提
橫切面
脊髓
脊椎的裡面
有脊髓通過
自律神經也在
裡面喔！

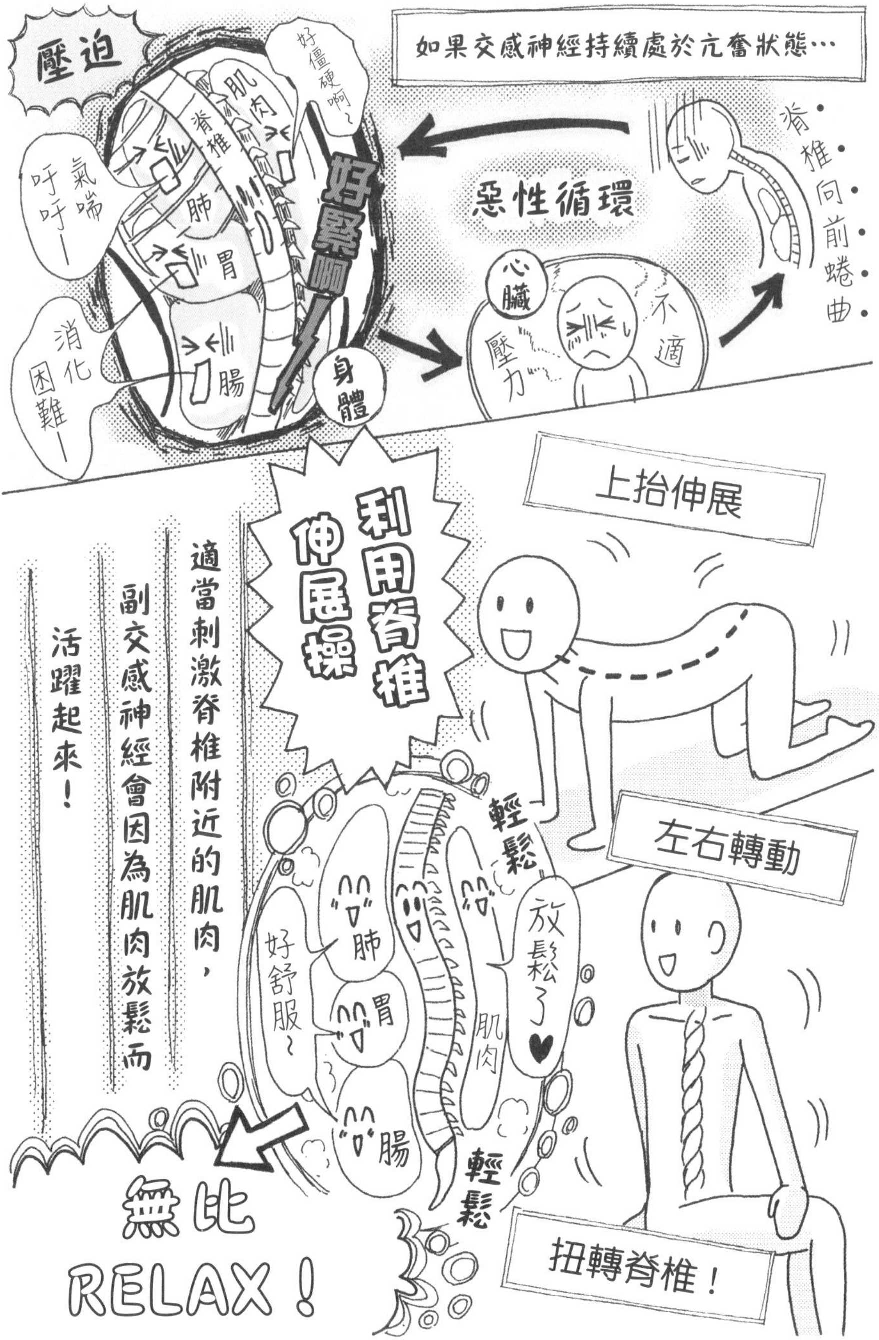
如果交感神經持續處於亢奮狀態…
脊椎向前蜷曲
惡性循環
心臟
壓力
不適
身體
好緊啊！
壓迫
好僵硬啊~
肌肉
脊椎
肺
胃
腸
氣喘吁吁—
消化困難—
利用脊椎伸展操
適當刺激脊椎附近的肌肉，
副交感神經會因為肌肉放鬆而
活躍起來！
上抬伸展
左右轉動
扭轉脊椎！
輕鬆
放鬆了♥
肌肉
好舒服~
肺
胃
腸
輕鬆
無比
RELAX！

# 貓 式

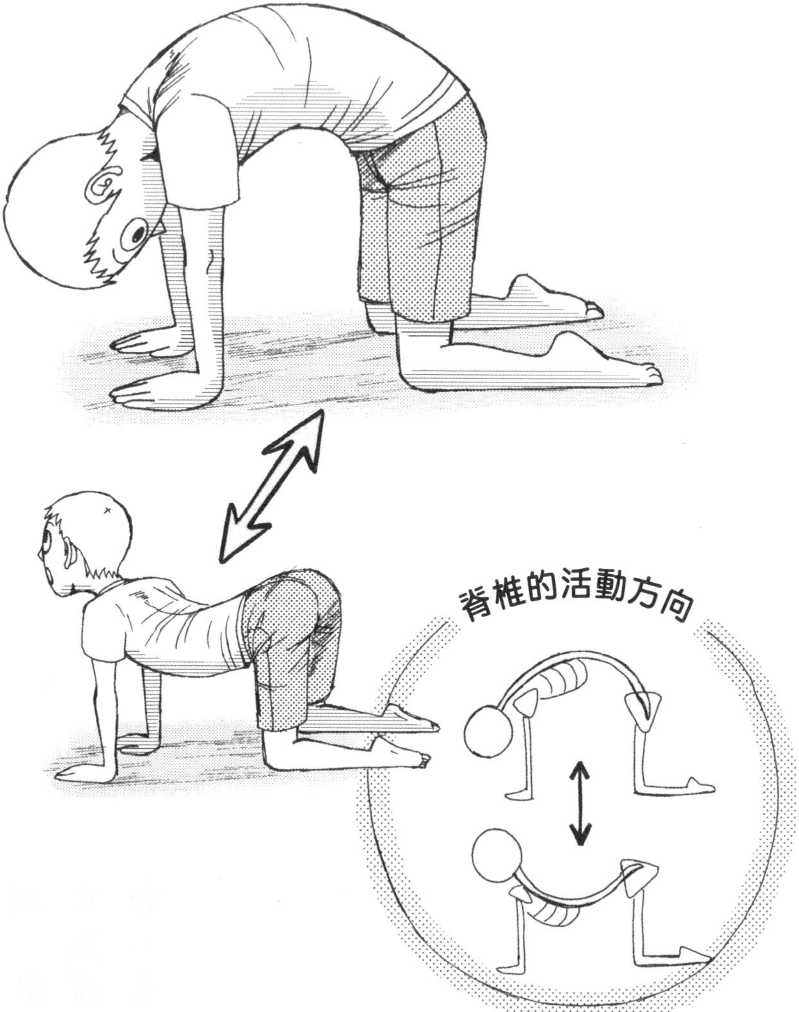

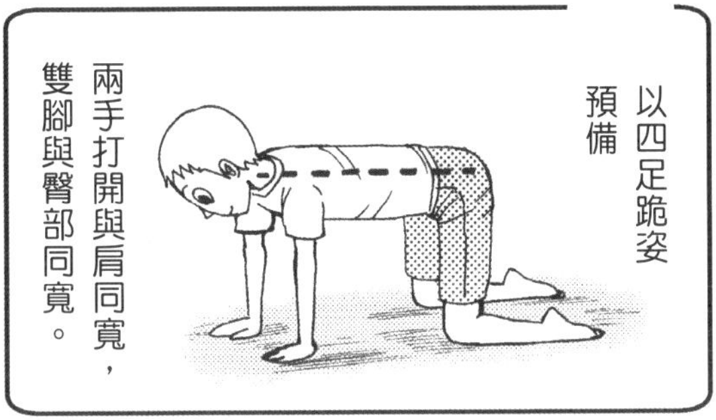
以四足跪姿預備
兩手打開與肩同寬，雙腳與臀部同寬。

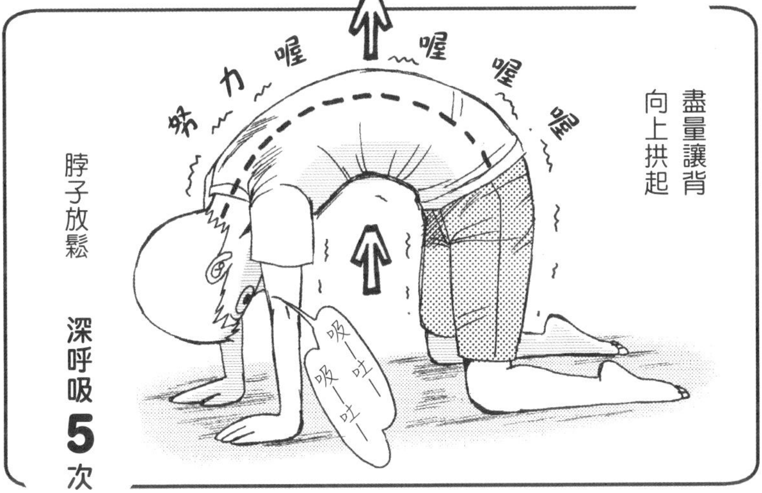
盡量讓背向上拱起
努力喔喔喔喔
脖子放鬆
深呼吸5次
吸—吐—吸—吐—

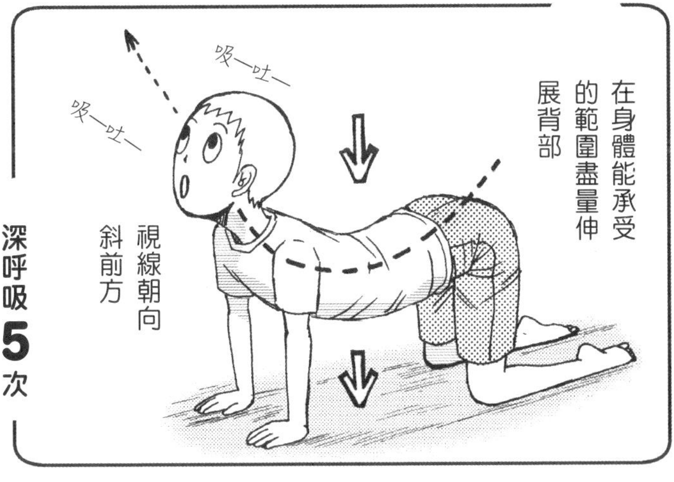
在身體能承受的範圍盡量伸展背部
吸—吐—
吸—吐—
視線朝向斜前方
深呼吸5次

和 要重複3～5次喔！

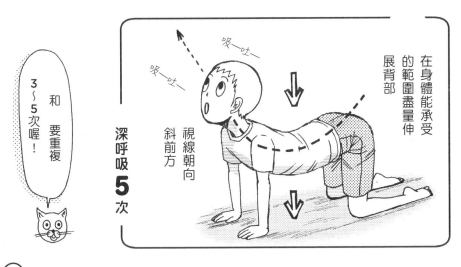

## 【伸展部位】

※豎脊肌

※斜方肌

※闊背肌

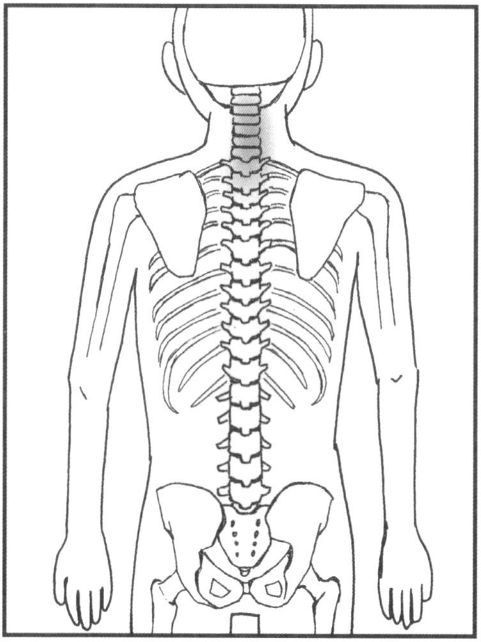

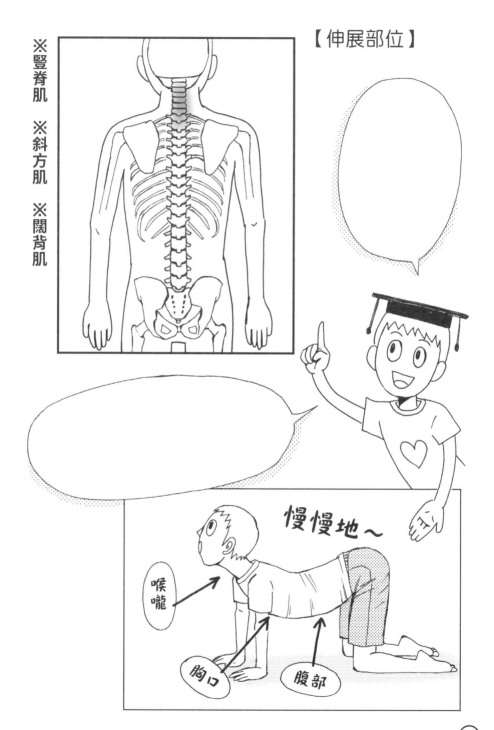

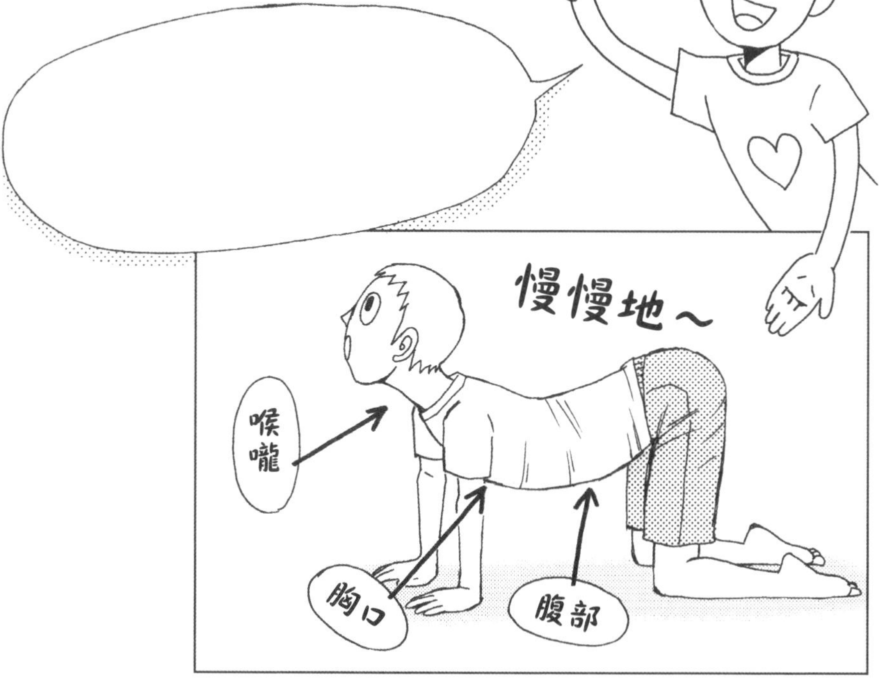

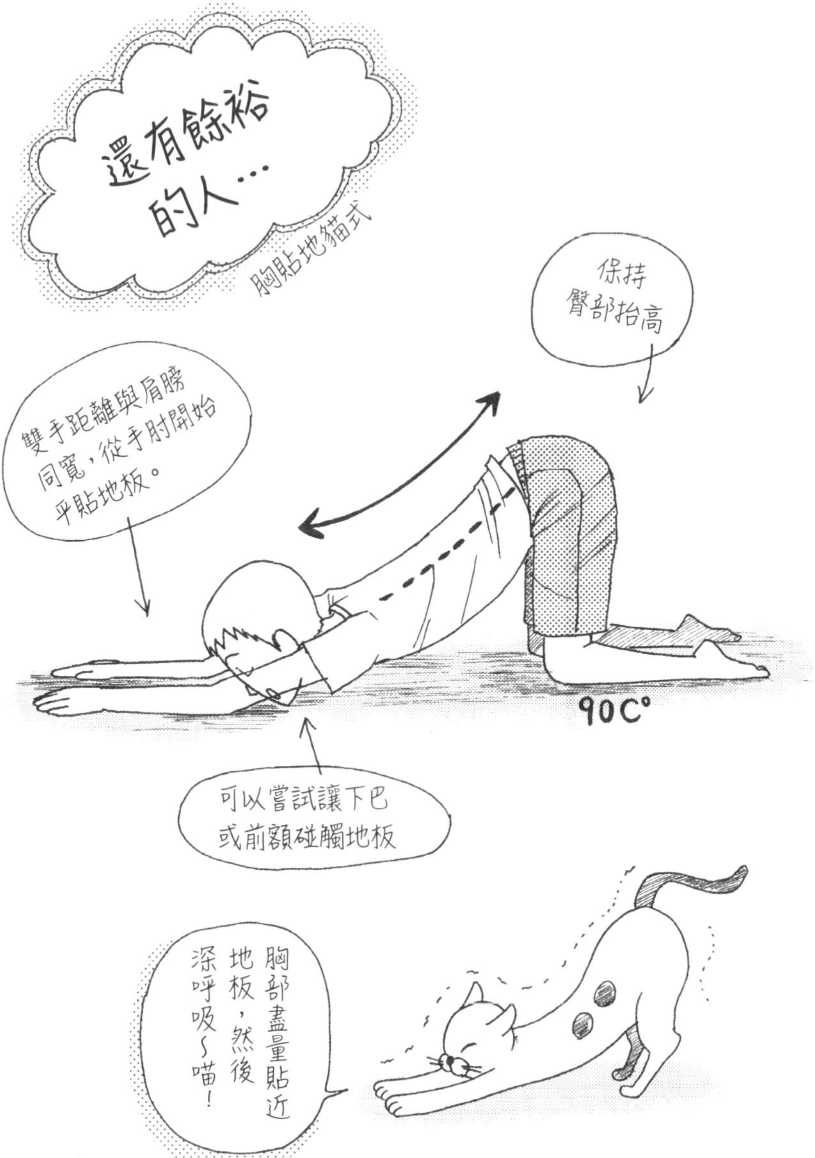
還有餘裕的人…
胸貼地貓式
保持臀部抬高
雙手距離與肩膀同寬，從手肘開始平貼地板。
90C°
可以嘗試讓下巴或前額碰觸地板
胸部盡量貼近地板，然後深呼吸~喵！

# 坐姿扭轉

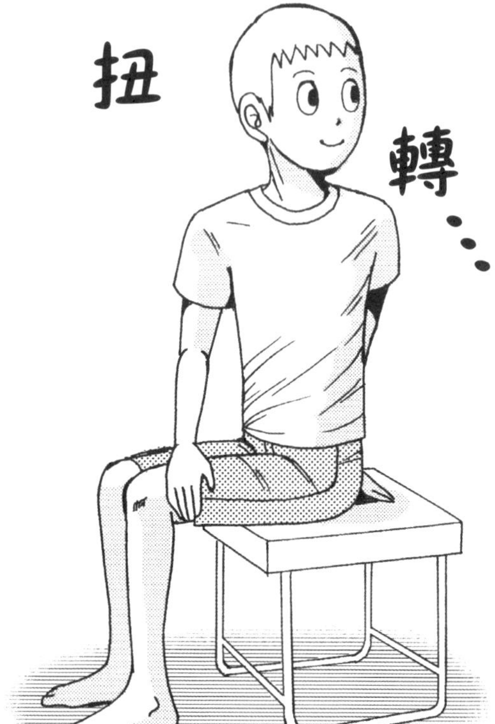


脊椎示意圖

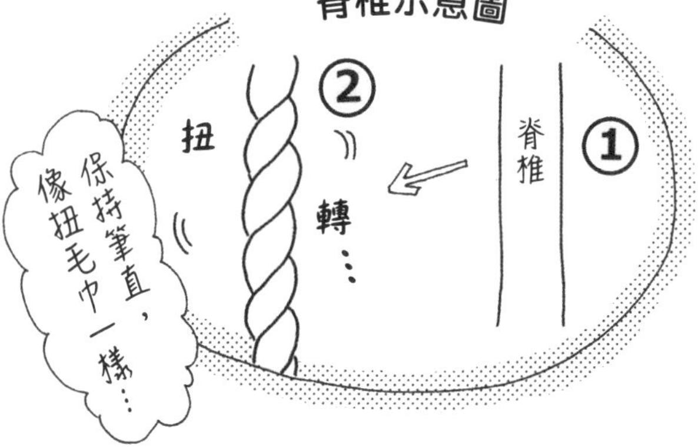

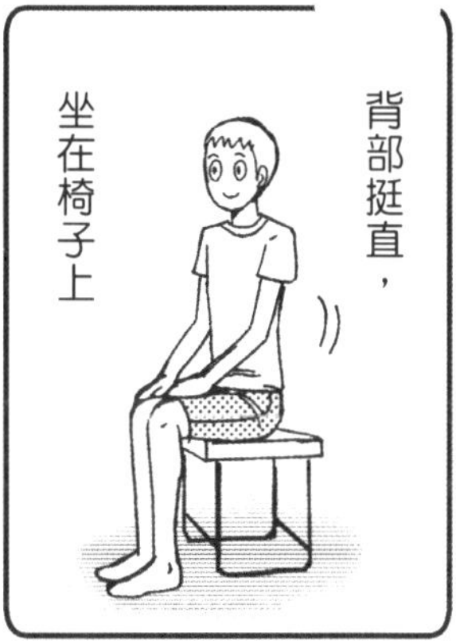
背部挺直，
坐在椅子上

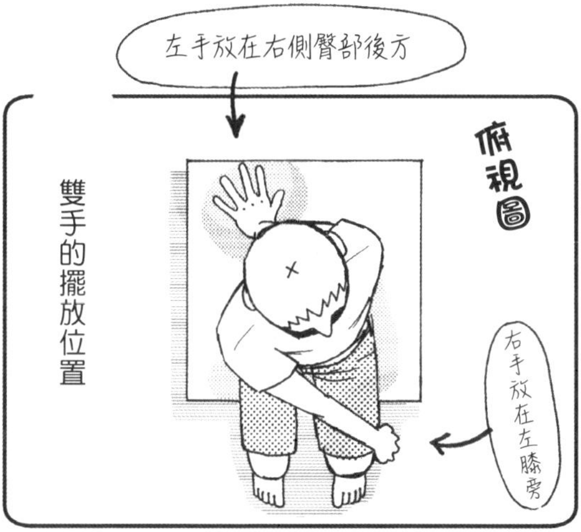
左手放在右側臀部後方
俯視圖
雙手的擺放位置
右手放在左膝旁

# 背部保持挺直，扭轉上半身

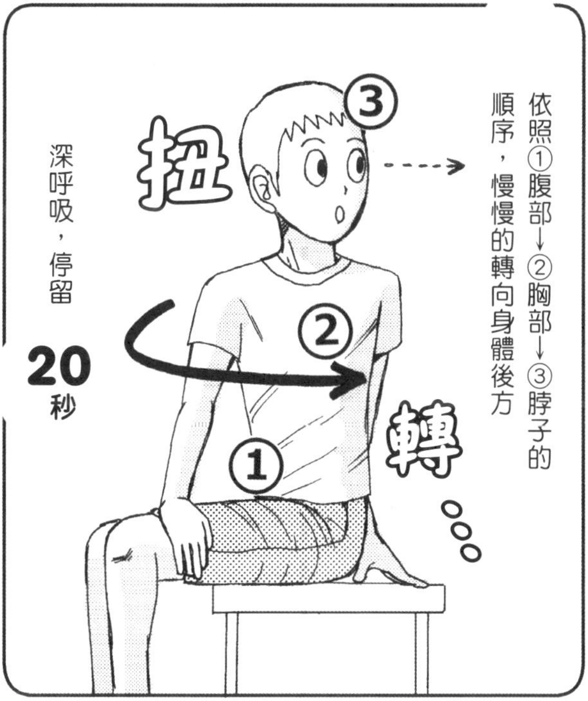
依照①腹部→②胸部→③脖子的順序，慢慢的轉向身體後方
③
扭
②
轉
①
深呼吸，停留
20秒

從後面看是這樣！換邊再做一次～

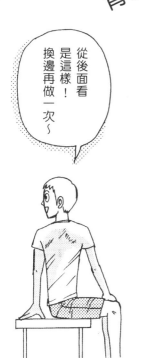

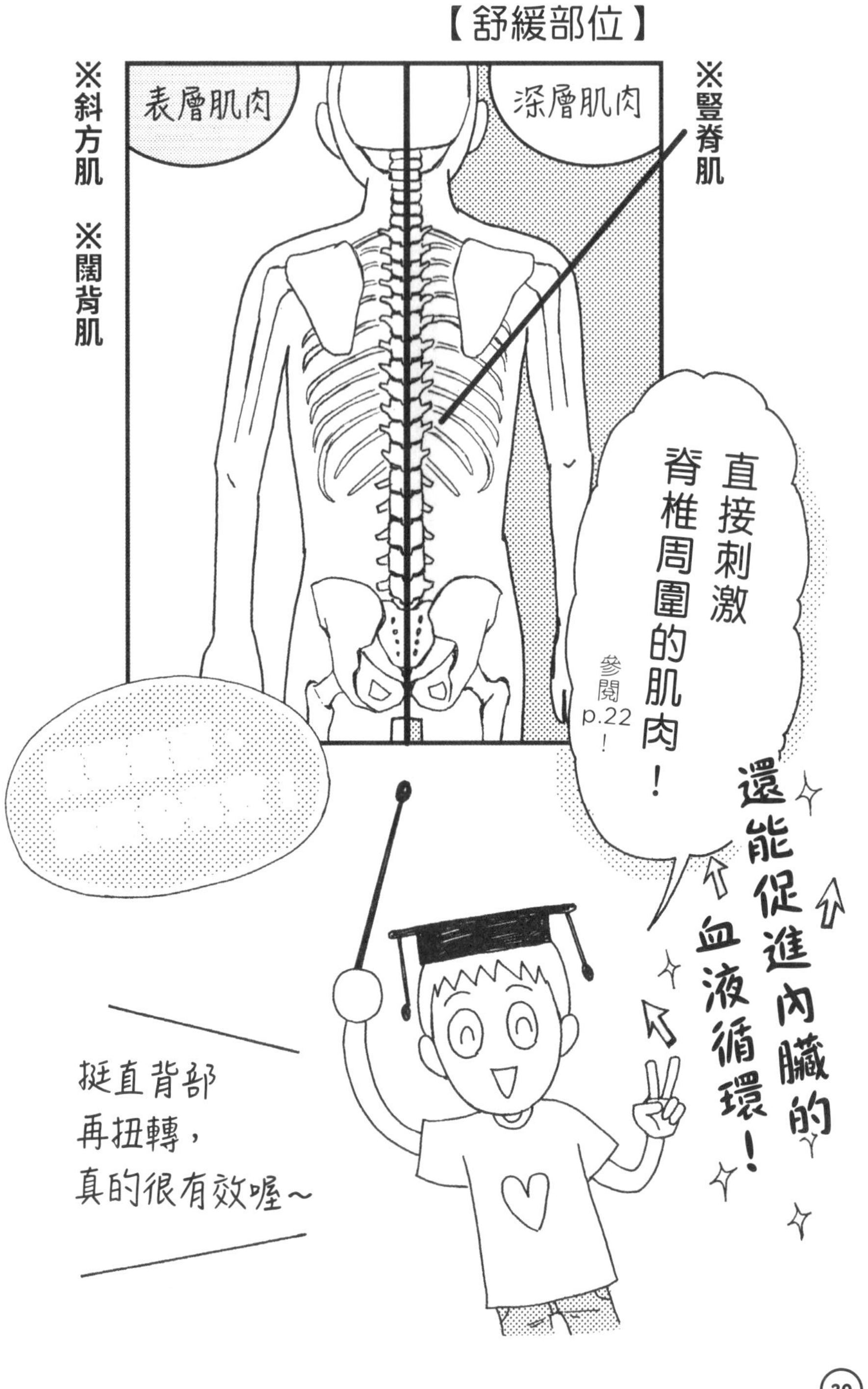
【舒緩部位】
※斜方肌
※闊背肌
※豎脊肌
表層肌肉
深層肌肉
直接刺激脊椎周圍的肌肉！
參閱p.22！
還能促進內臟的血液循環！
挺直背部
再扭轉，
真的很有效喔～

# 也適合坐在地板上練習

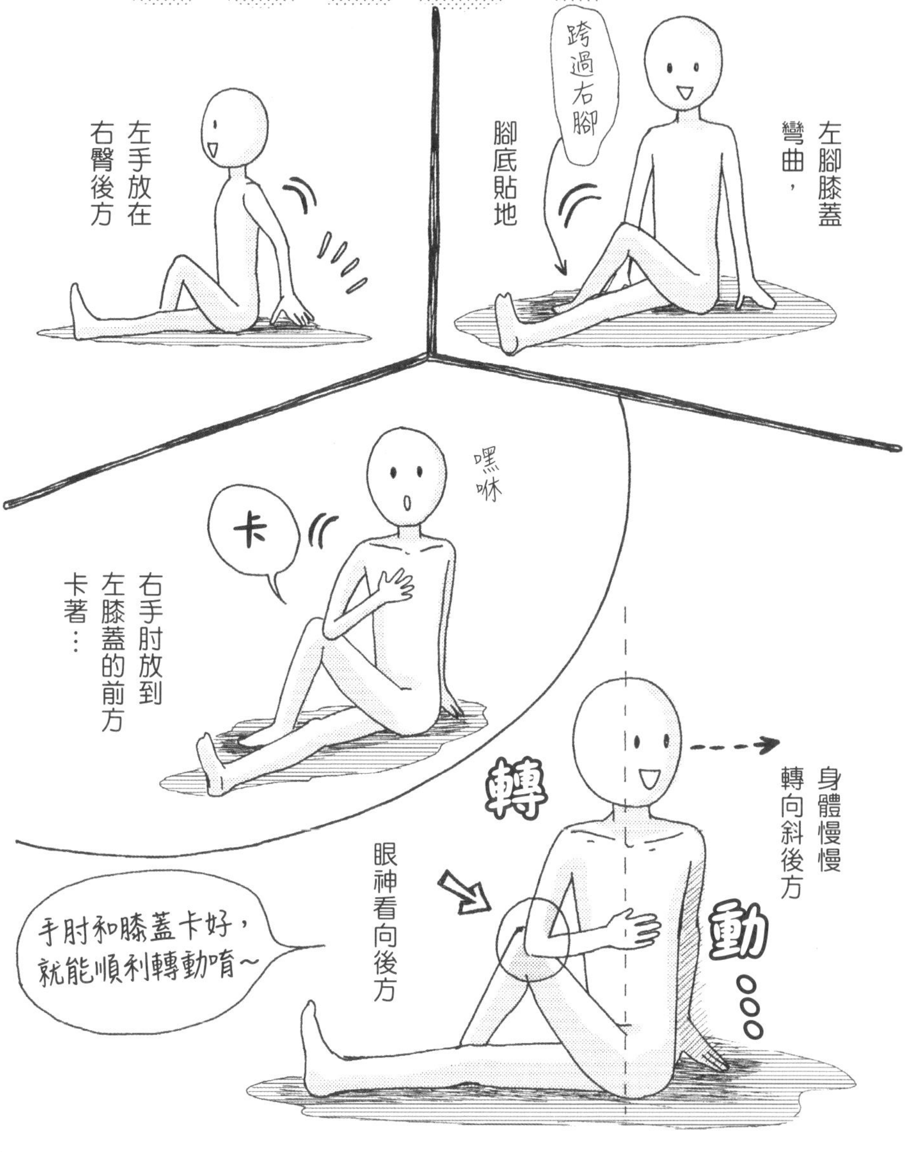
左腳膝蓋彎曲，
跨過右腳
腳底貼地
左手放在右臂後方
嘿咻
卡
右手肘放到左膝蓋的前方卡著⋯⋯
身體慢慢轉向斜後方
轉
動⋯
眼神看向後方
手肘和膝蓋卡好，就能順利轉動唷～

# 搖擺蝴蝶式

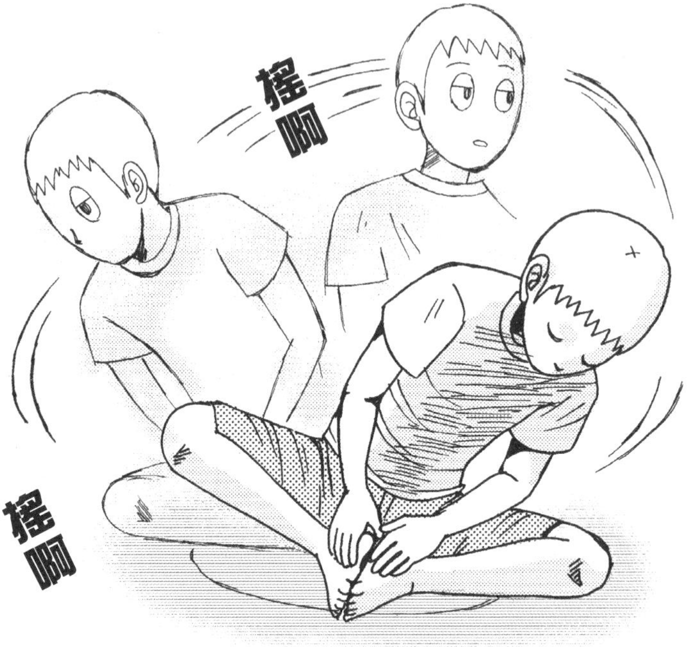
搖啊
搖啊

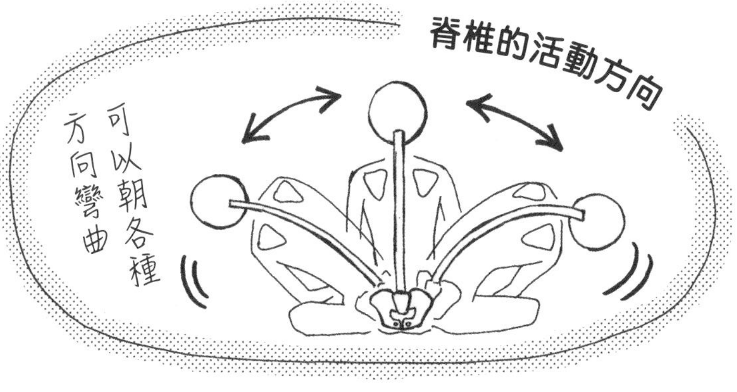
脊椎的活動方向
可以朝各種方向彎曲

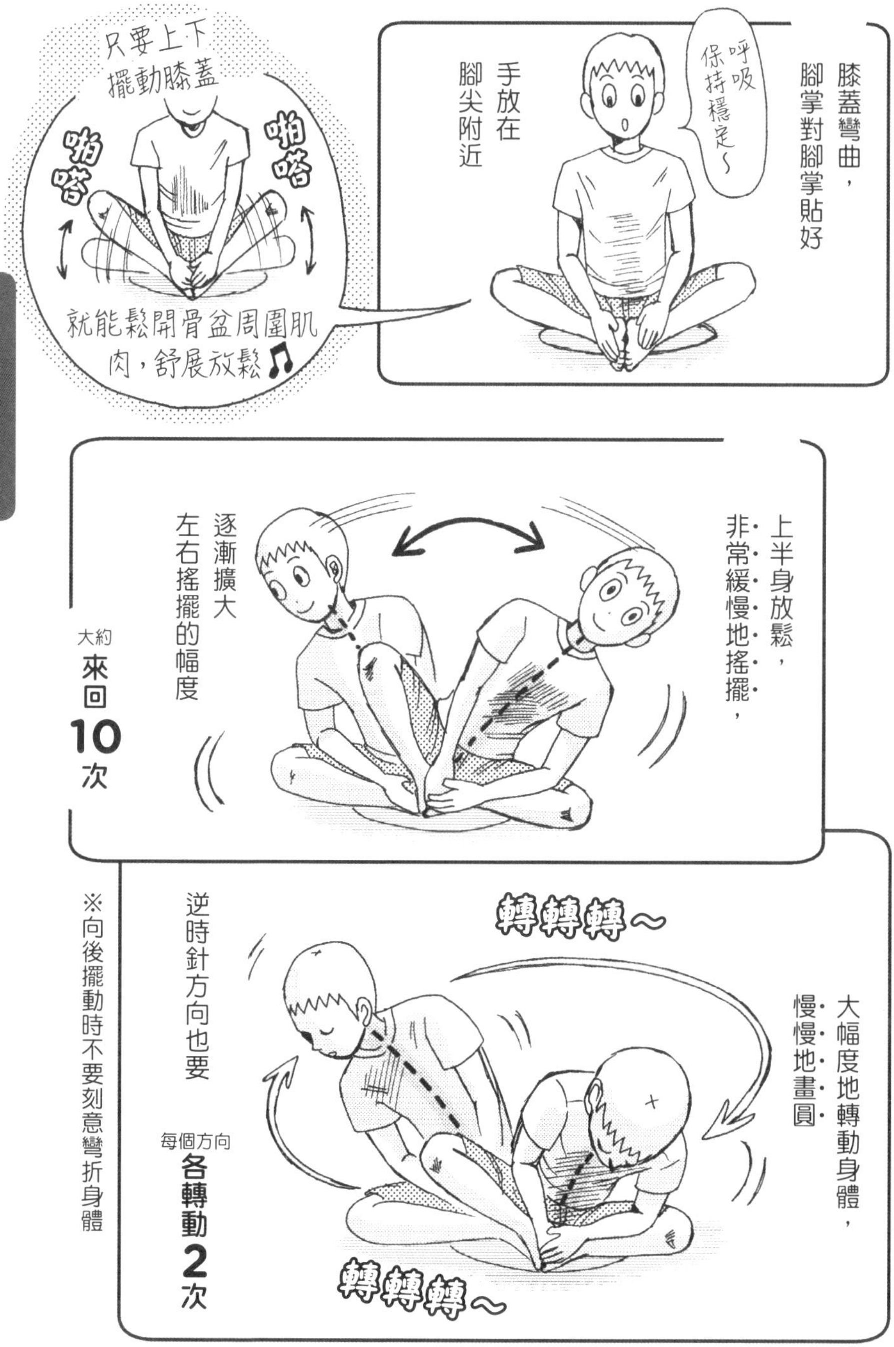
膝蓋彎曲，腳掌對腳掌貼好
呼吸保持穩定～
手放在腳尖附近
只要上下擺動膝蓋
啪嗒
啪嗒
就能鬆開骨盆周圍肌肉，舒展放鬆♫
上半身放鬆，非常緩慢地搖擺，
逐漸擴大左右搖擺的幅度
大約來回10次
大幅度地轉動身體，慢慢地畫圓
轉轉轉～
逆時針方向也要
每個方向各轉動2次
轉轉轉～
※向後擺動時不要刻意彎折身體

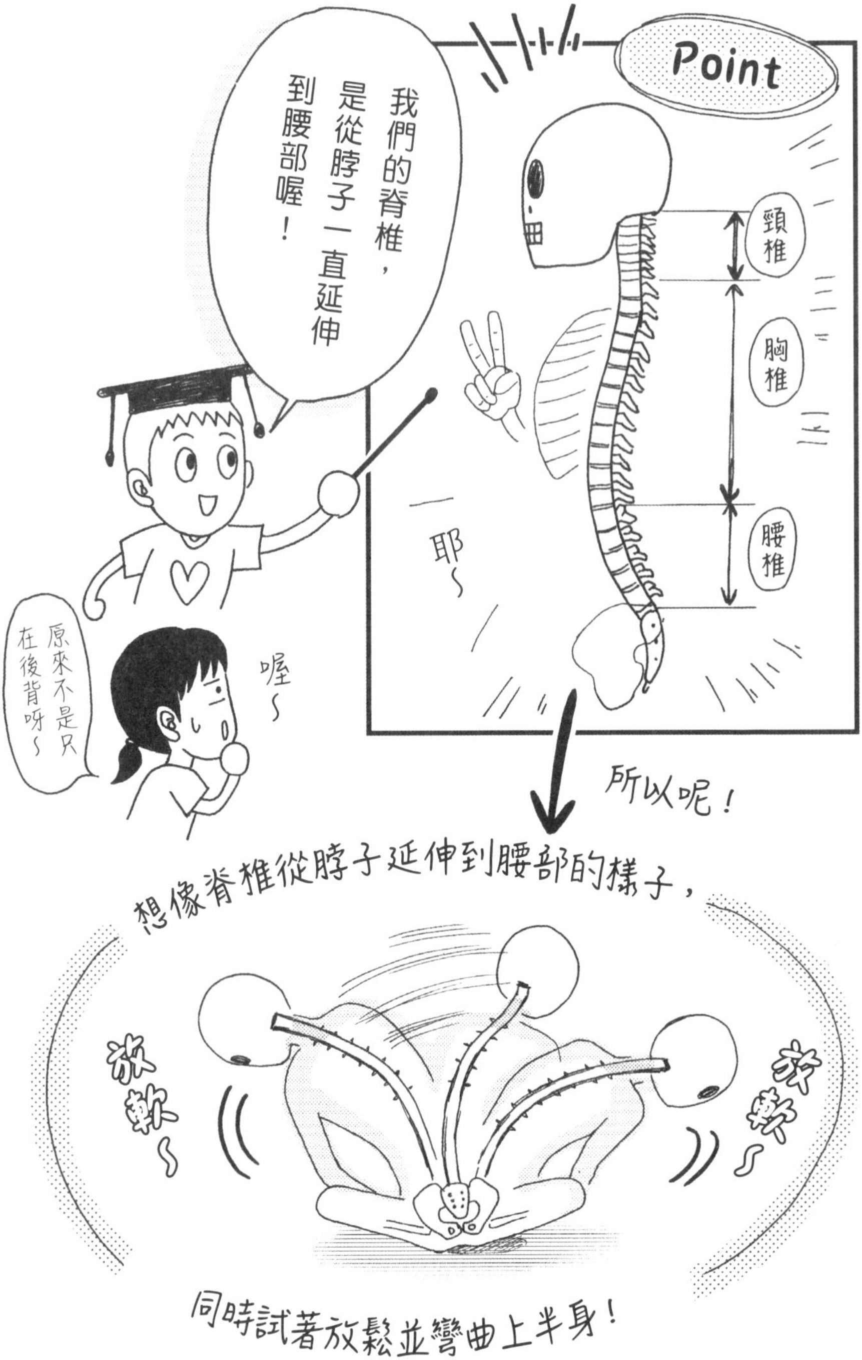
我們的脊椎，
是從脖子一直延伸
到腰部喔！
Point
頸椎
胸椎
腰椎
耶～
原來不是只
在後背呀～
喔～
所以呢！
想像脊椎從脖子延伸到腰部的樣子，
放軟～
放軟～
同時試著放鬆並彎曲上半身！

【舒緩部位】

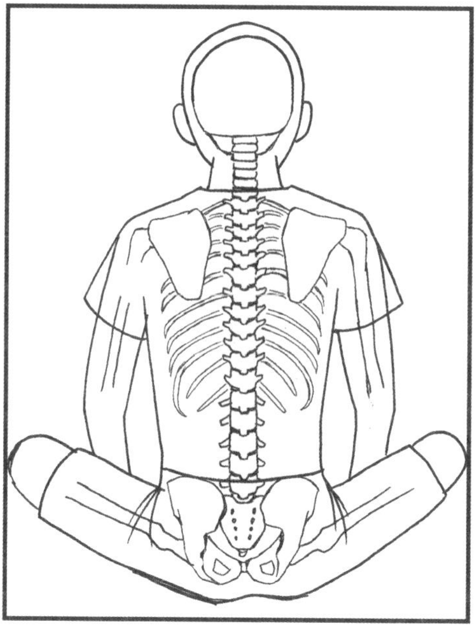

※豎脊肌 ※斜方肌 ※闊背肌

## 崎田報報

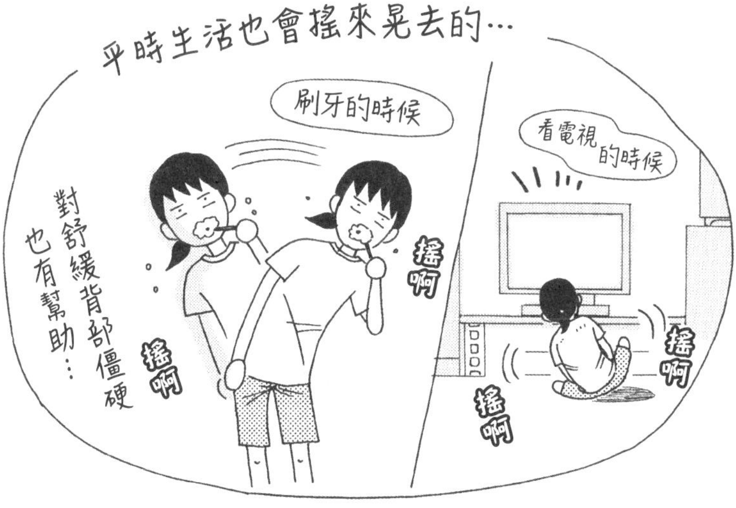
平時生活也會搖來晃去的…
刷牙的時候
搖啊
搖啊
對舒緩背部僵硬
也有幫助…
看電視的時候
搖啊
搖啊

# 躺姿鷹腿側傾

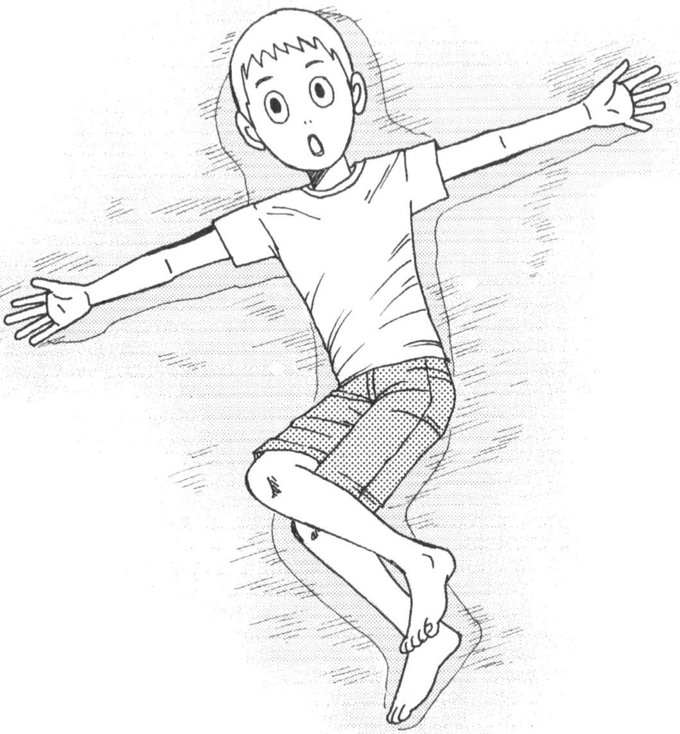

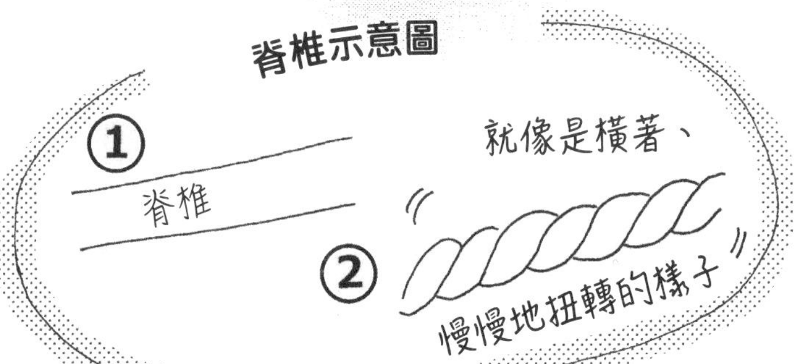
脊椎示意圖
①
脊椎
就像是橫著、
②
慢慢地扭轉的樣子

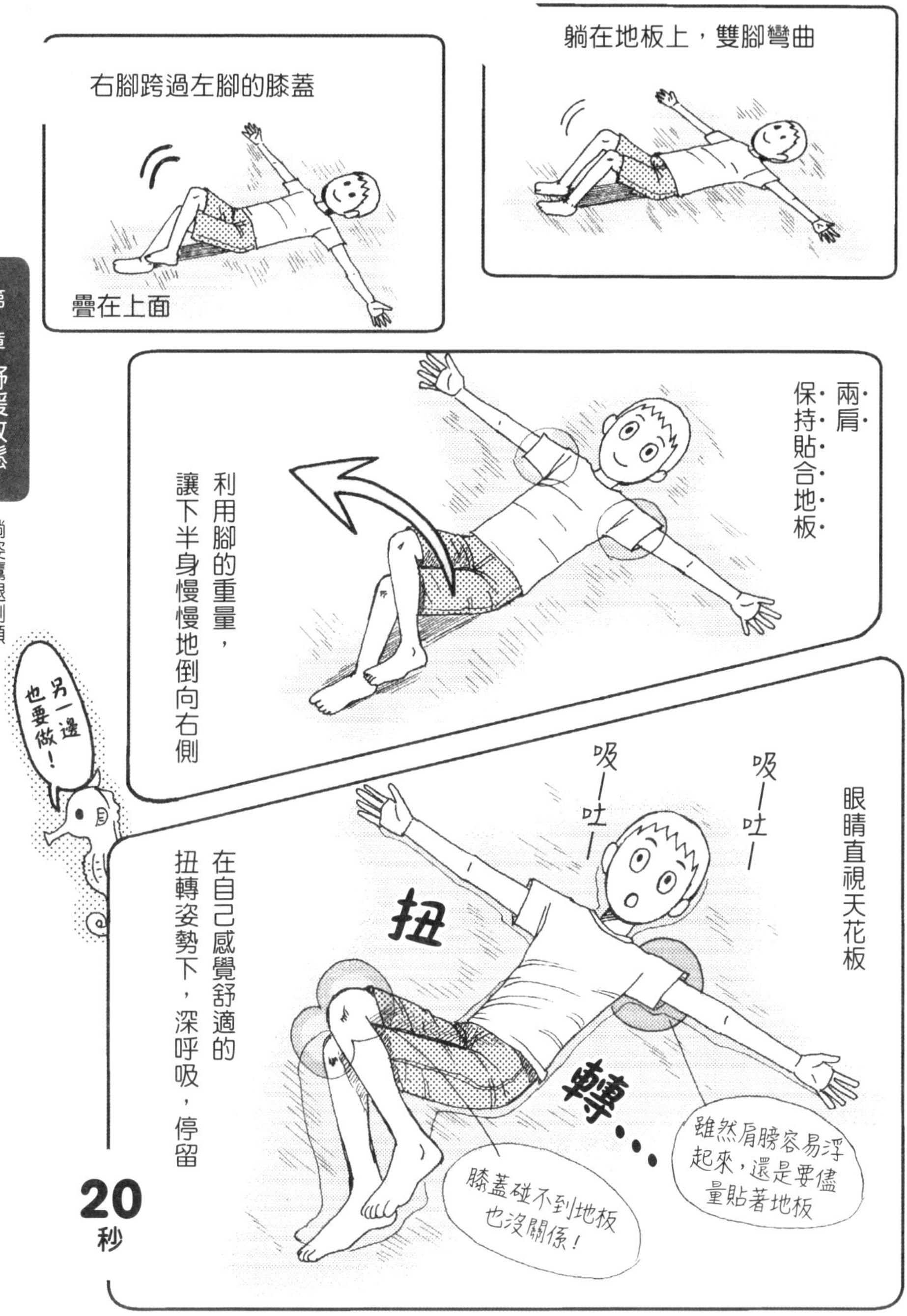
躺在地板上，雙腳彎曲
右腳跨過左腳的膝蓋
疊在上面
兩肩保持貼合地板
利用腳的重量，讓下半身慢慢地倒向右側
另一邊也要做！
眼睛直視天花板
吸—吐—
吸—吐—
扭
轉…
在自己感覺舒適的扭轉姿勢下，深呼吸，停留
20秒
雖然肩膀容易浮起來，還是要儘量貼著地板
膝蓋碰不到地板也沒關係！

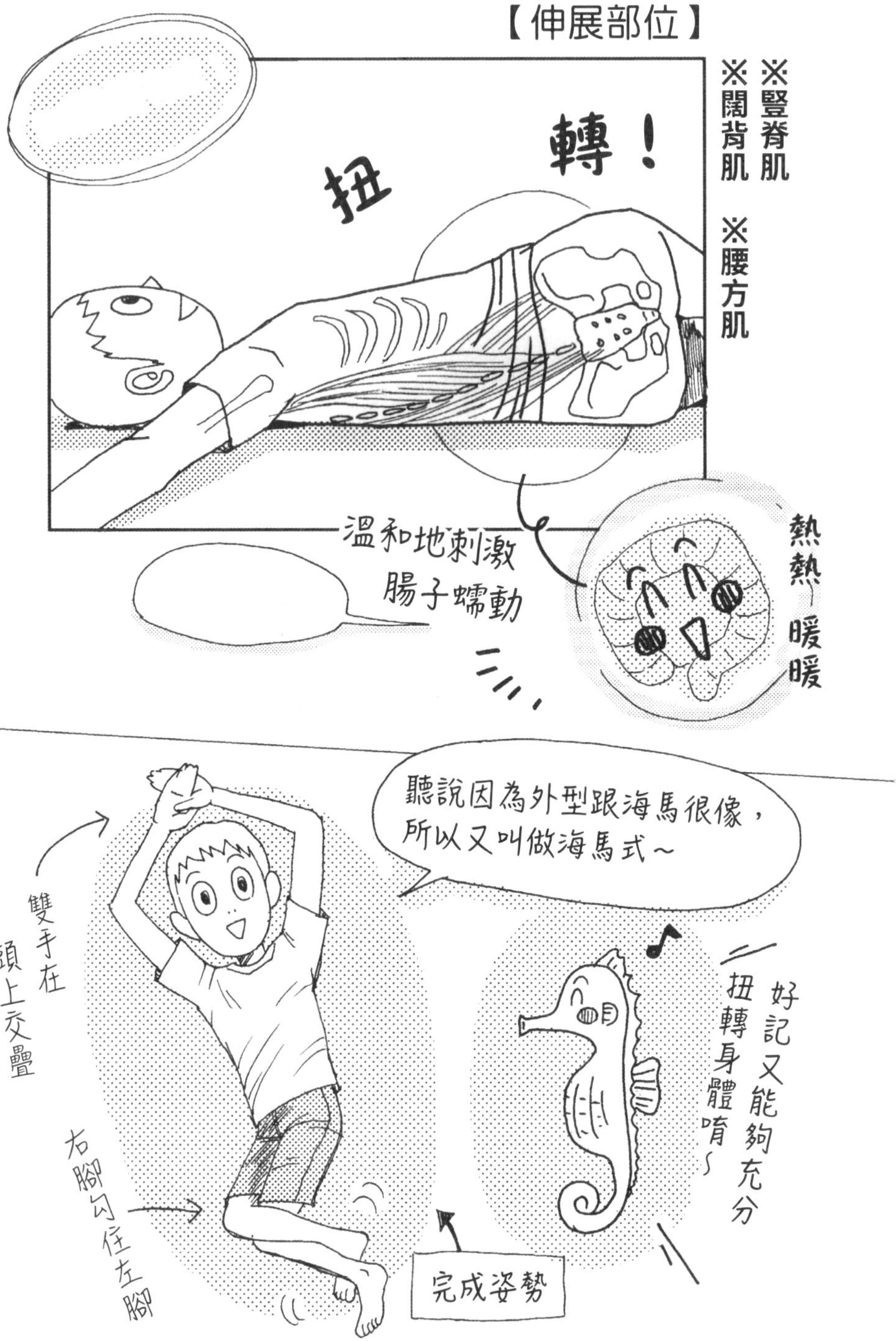
【伸展部位】
※豎脊肌
※闊背肌
※腰方肌
扭轉！
溫和地刺激腸子蠕動
熱熱暖暖
聽說因為外型跟海馬很像，所以又叫做海馬式～
雙手在頭上交疊
右腳勾住左腳
完成姿勢
好記又能夠充分扭轉身體唷～

## 崎田報報

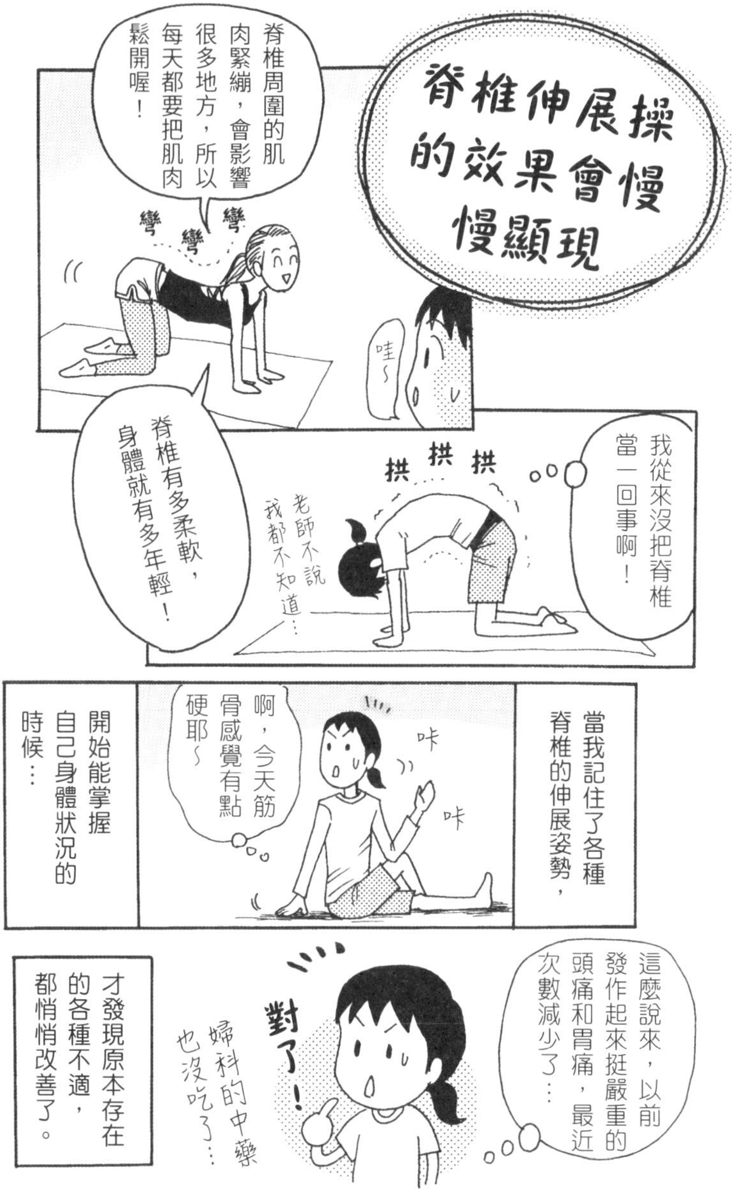
脊椎伸展操的效果會慢慢顯現
脊椎周圍的肌肉緊繃，會影響很多地方，所以每天都要把肌肉鬆開喔！
彎 彎 彎
哇～
我從來沒把脊椎當一回事啊！
拱 拱 拱
老師不說我都不知道…
脊椎有多柔軟，身體就有多年輕！
當我記住了各種脊椎的伸展姿勢，
咔
咔
啊，今天筋骨感覺有點硬耶～
開始能掌握自己身體狀況的時候…
這麼說來，以前發作起來挺嚴重的頭痛和胃痛，最近次數減少了…
對了！
婦科的中藥也沒吃了…
才發現原本存在的各種不適，都悄悄改善了。

# 淺談呼吸

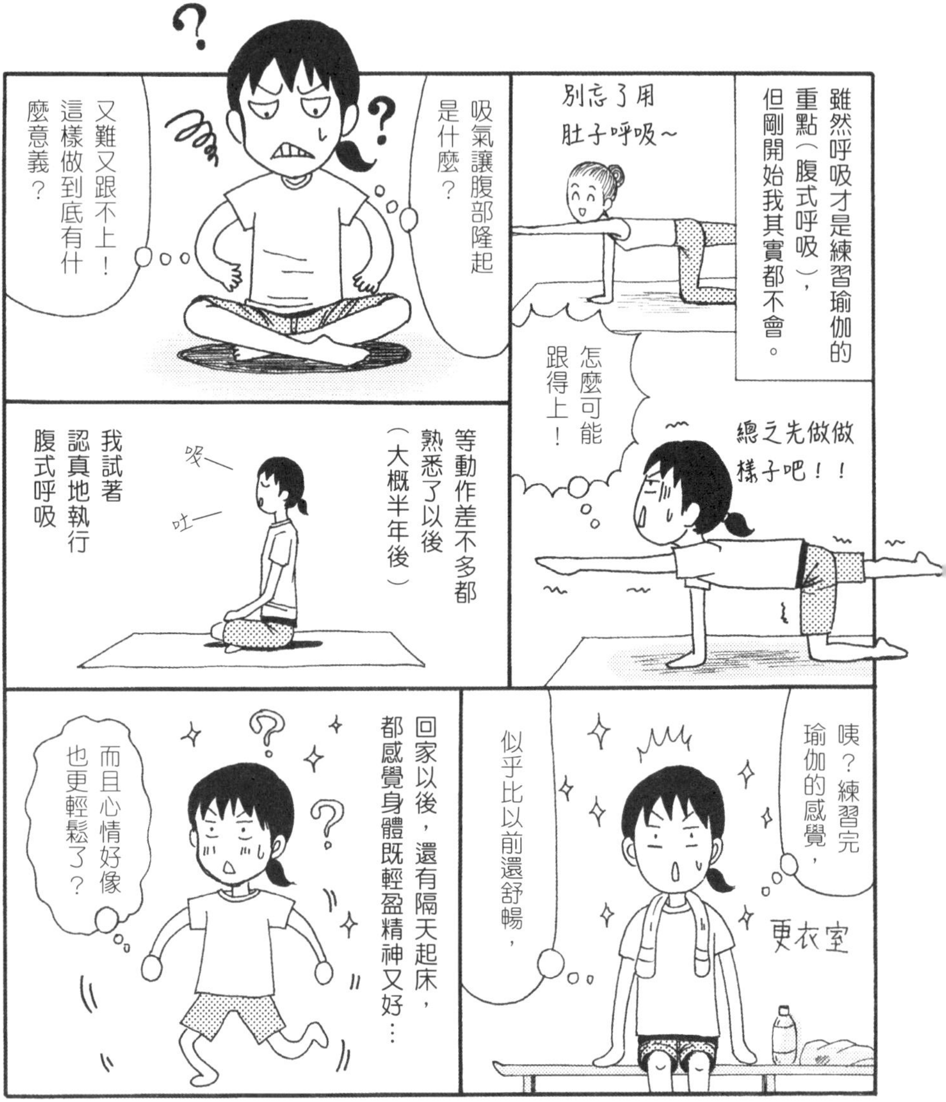
雖然呼吸才是練習瑜伽的重點（腹式呼吸），但剛開始我其實都不會。
別忘了用肚子呼吸～
吸氣讓腹部隆起是什麼？
又難又跟不上！這樣做到底有什麼意義？
怎麼可能跟得上！
總之先做做樣子吧！！
等動作差不多都熟悉了以後（大概半年後）
我試著認真地執行腹式呼吸
吸—
吐—
咦？練習完瑜伽的感覺，
似乎比以前還舒暢，
更衣室
回家以後，還有隔天起床，都感覺身體既輕盈精神又好⋯
而且心情好像也更輕鬆了？

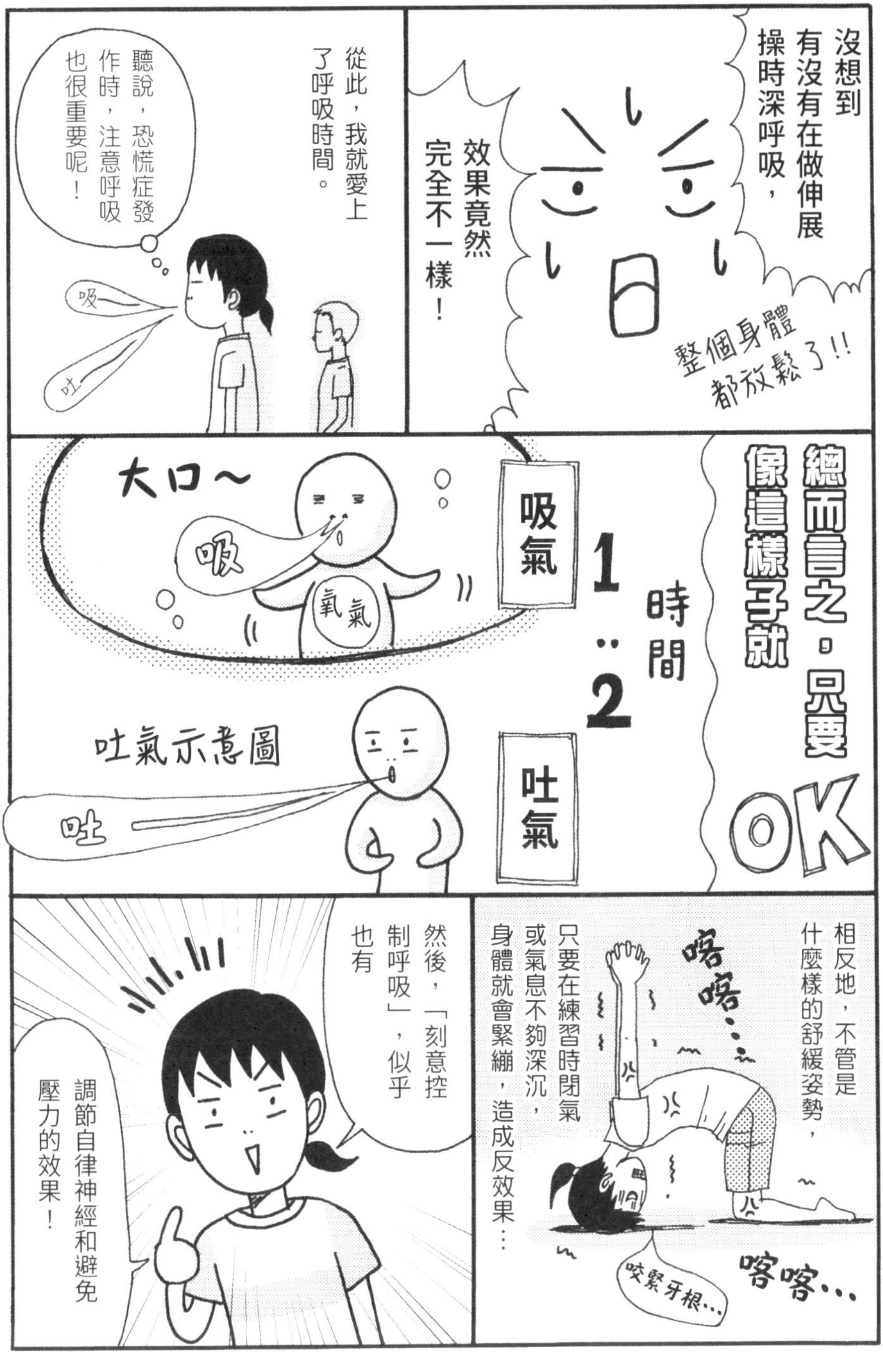
沒想到有沒有在做伸展操時深呼吸，
效果竟然完全不一樣！
整個身體都放鬆了!!
從此，我就愛上了呼吸時間。
聽說，恐慌症發作時，注意呼吸也很重要呢！
吸
吐
總而言之，只要像這樣子就
OK
時間
吸氣
1：2
吐氣
大口～
吸
氧氣
吐氣示意圖
吐
相反地，不管是什麼樣的舒緩姿勢，
只要在練習時閉氣或氣息不夠深沉，身體就會緊繃，造成反效果…
喀喀…
喀喀…
咬緊牙根…
然後，「刻意控制呼吸」，似乎也有
調節自律神經和避免壓力的效果！

※如果用鼻子吸氣會覺得不舒服的人，也可以用嘴巴呼吸！

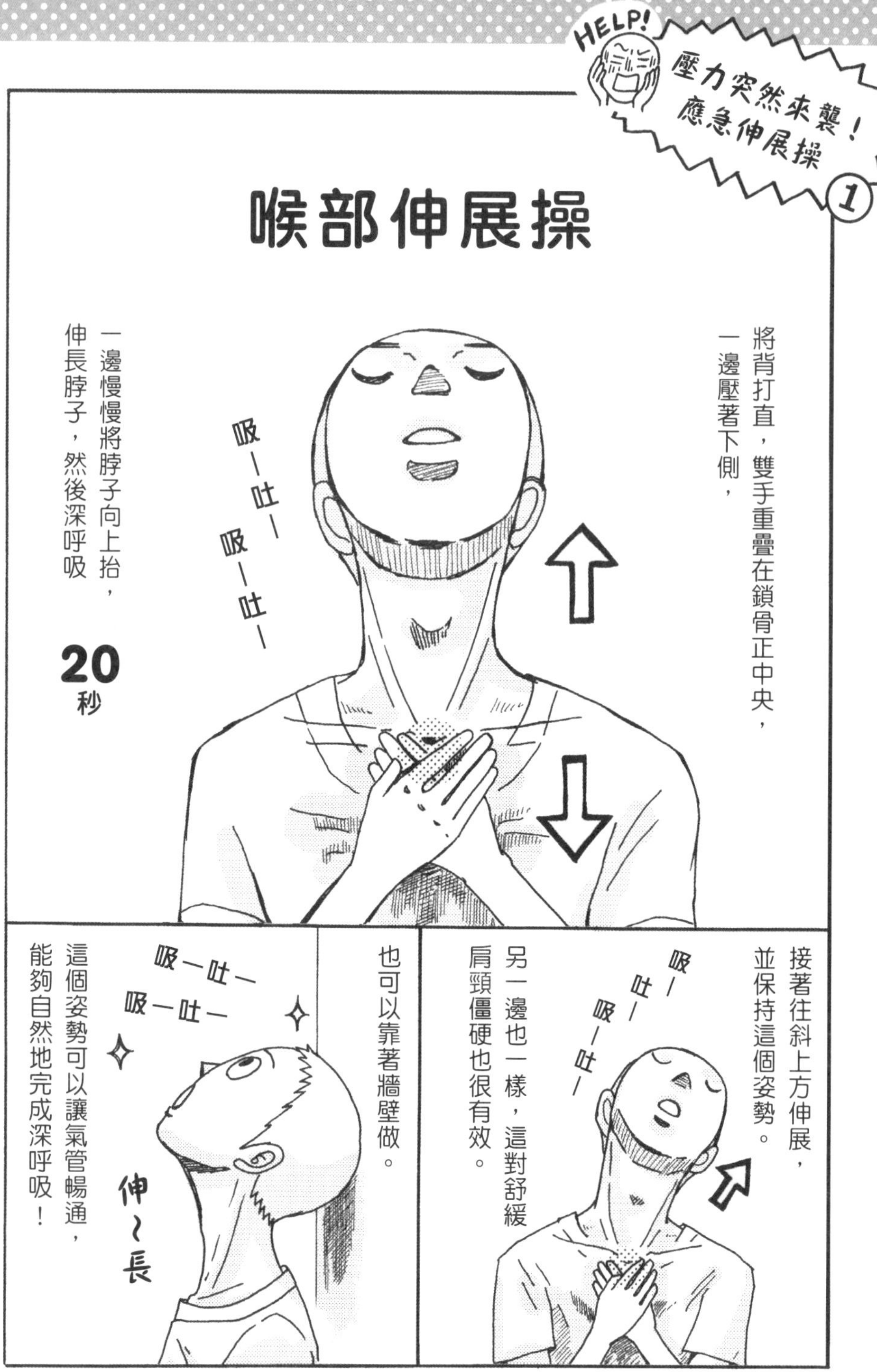
HELP!
壓力突然來襲！
應急伸展操
1
喉部伸展操
將背打直，雙手重疊在鎖骨正中央，
一邊壓著下側，
一邊慢慢將脖子向上抬，
伸長脖子，然後深呼吸
20秒
吸ー吐ー
吸ー吐ー
接著往斜上方伸展，
並保持這個姿勢。
吸ー
吐ー
吸ー吐ー
另一邊也一樣，這對舒緩
肩頸僵硬也很有效。
也可以靠著牆壁做。
吸ー吐ー
吸ー吐ー
伸～長
這個姿勢可以讓氣管暢通，
能夠自然地完成深呼吸！

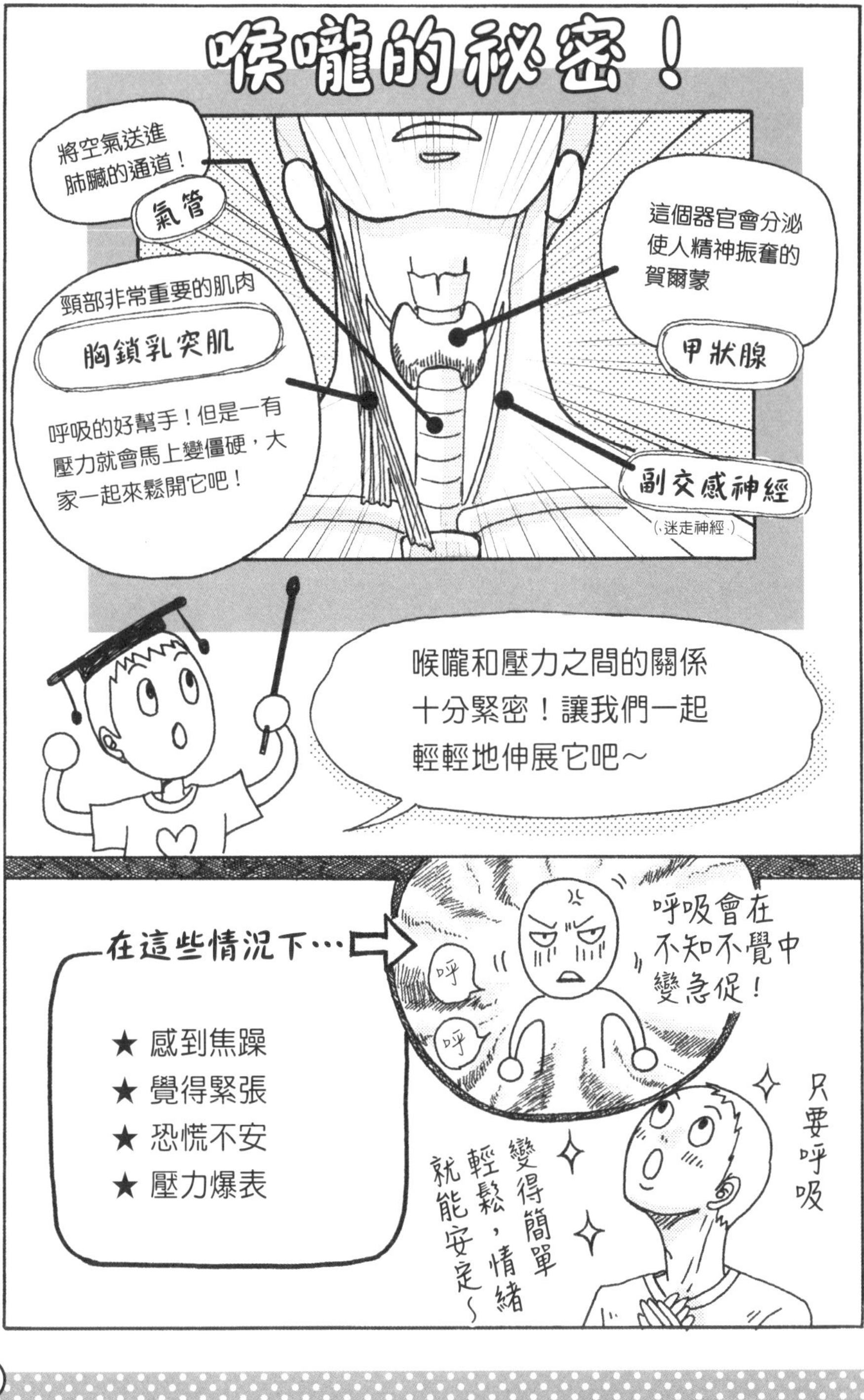
喉嚨的祕密！
將空氣送進肺臟的通道！
氣管
頸部非常重要的肌肉
胸鎖乳突肌
呼吸的好幫手！但是一有壓力就會馬上變僵硬，大家一起來鬆開它吧！
這個器官會分泌使人精神振奮的賀爾蒙
甲狀腺
副交感神經
（迷走神經）
喉嚨和壓力之間的關係十分緊密！讓我們一起輕輕地伸展它吧～
在這些情況下…
★ 感到焦躁
★ 覺得緊張
★ 恐慌不安
★ 壓力爆表
呼
呼
呼吸會在不知不覺中變急促！
只要呼吸
變得簡單輕鬆，情緒就能安定～

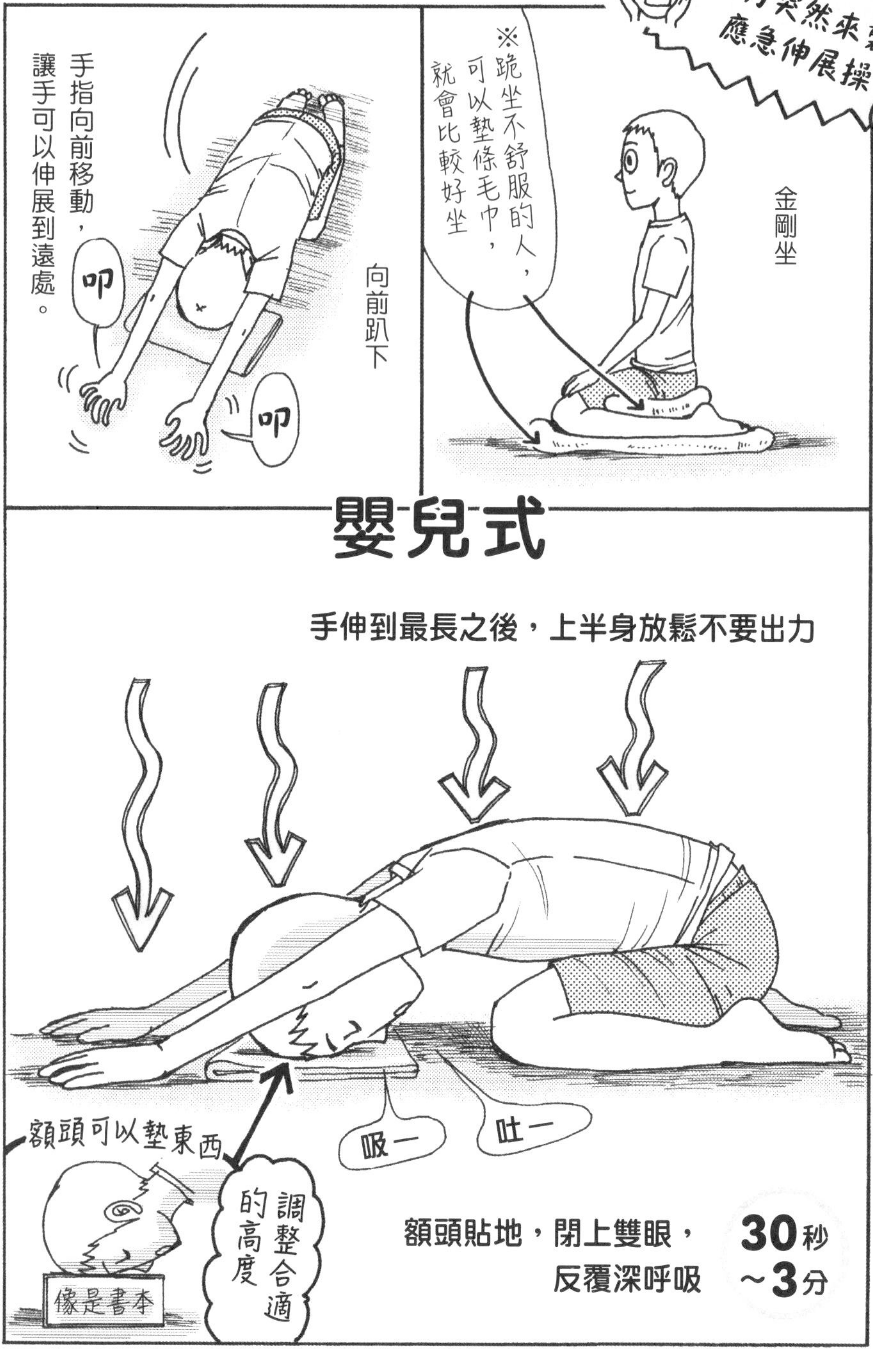
金剛坐
※跪坐不舒服的人，可以墊條毛巾，就會比較好坐
向前趴下
手指向前移動，讓手可以伸展到遠處。
叩
叩
嬰兒式
手伸到最長之後，上半身放鬆不要出力
吸一
吐一
額頭可以墊東西
像是書本
調整合適的高度
額頭貼地，閉上雙眼，反覆深呼吸
30秒～3分

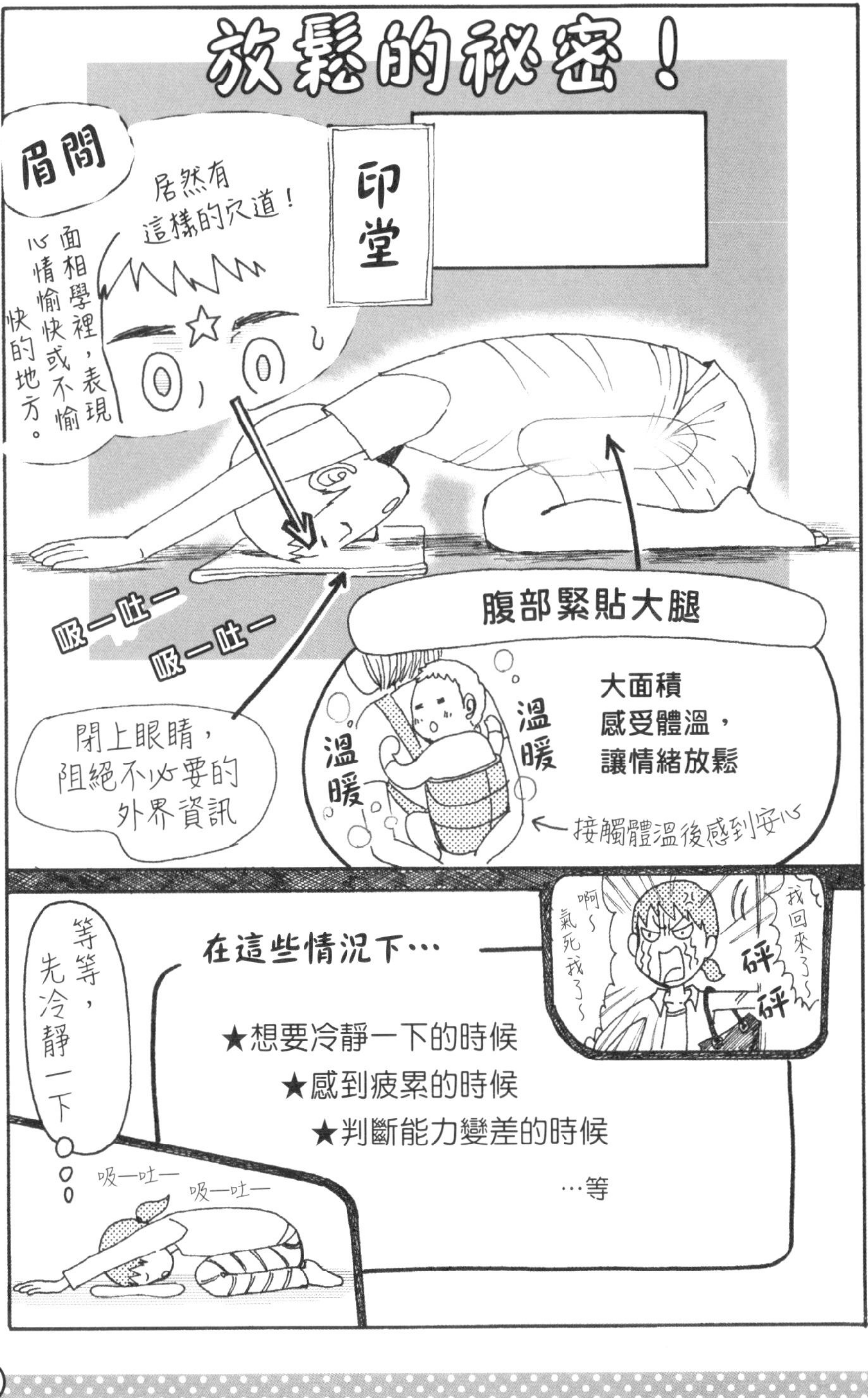

放鬆的祕密！
眉間
居然有這樣的穴道！
面相學裡，表現心情愉快或不愉快的地方。
印堂
腹部緊貼大腿
吸一吐一
吸一吐一
閉上眼睛，阻絕不必要的外界資訊
溫暖
溫暖
大面積感受體溫，讓情緒放鬆
接觸體溫後感到安心
我回來了~
砰砰
啊~氣死我了~
在這些情況下…
★想要冷靜一下的時候
★感到疲累的時候
★判斷能力變差的時候
…等
等等，先冷靜一下
吸一吐一
吸一吐一

只要在家做瑜伽，
貓咪就一定會來湊熱鬧。

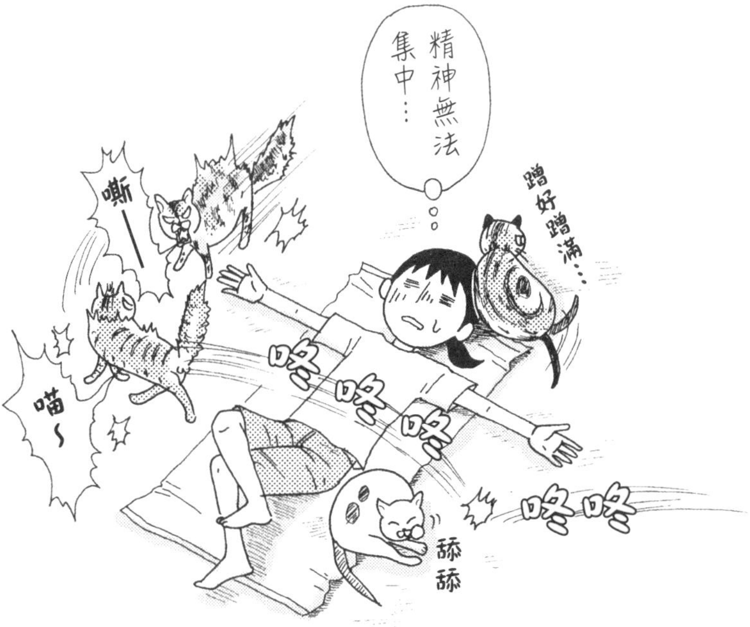

# ②章

# 活力再現



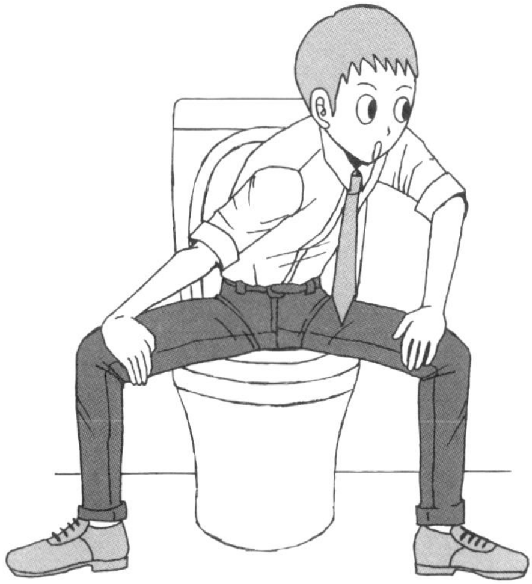

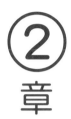

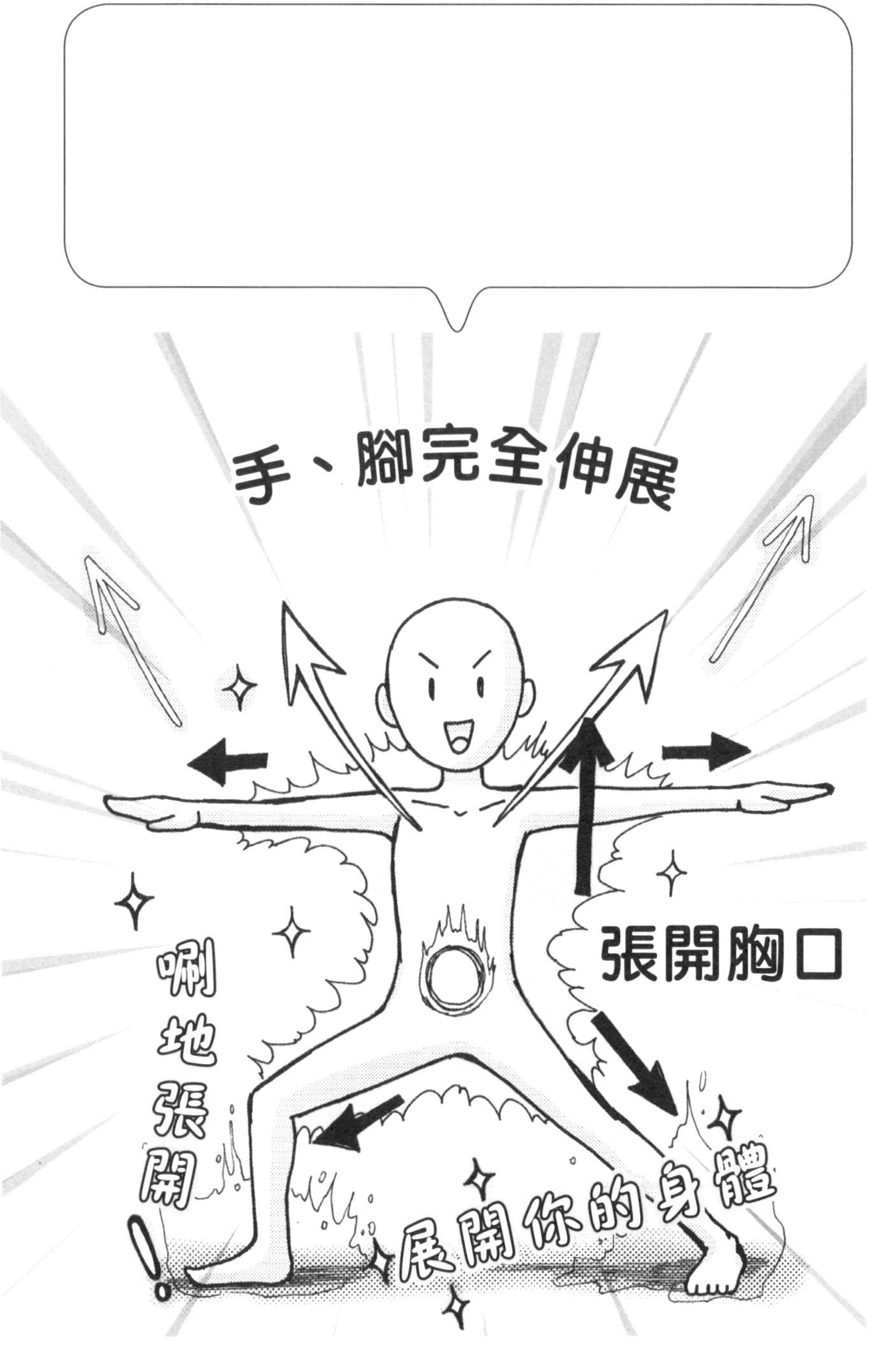
手、腳完全伸展
張開胸口！
唰地張開！
展開你的身體

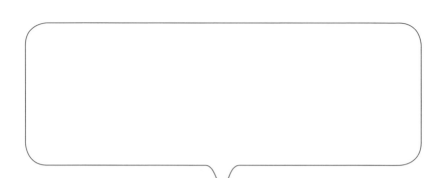

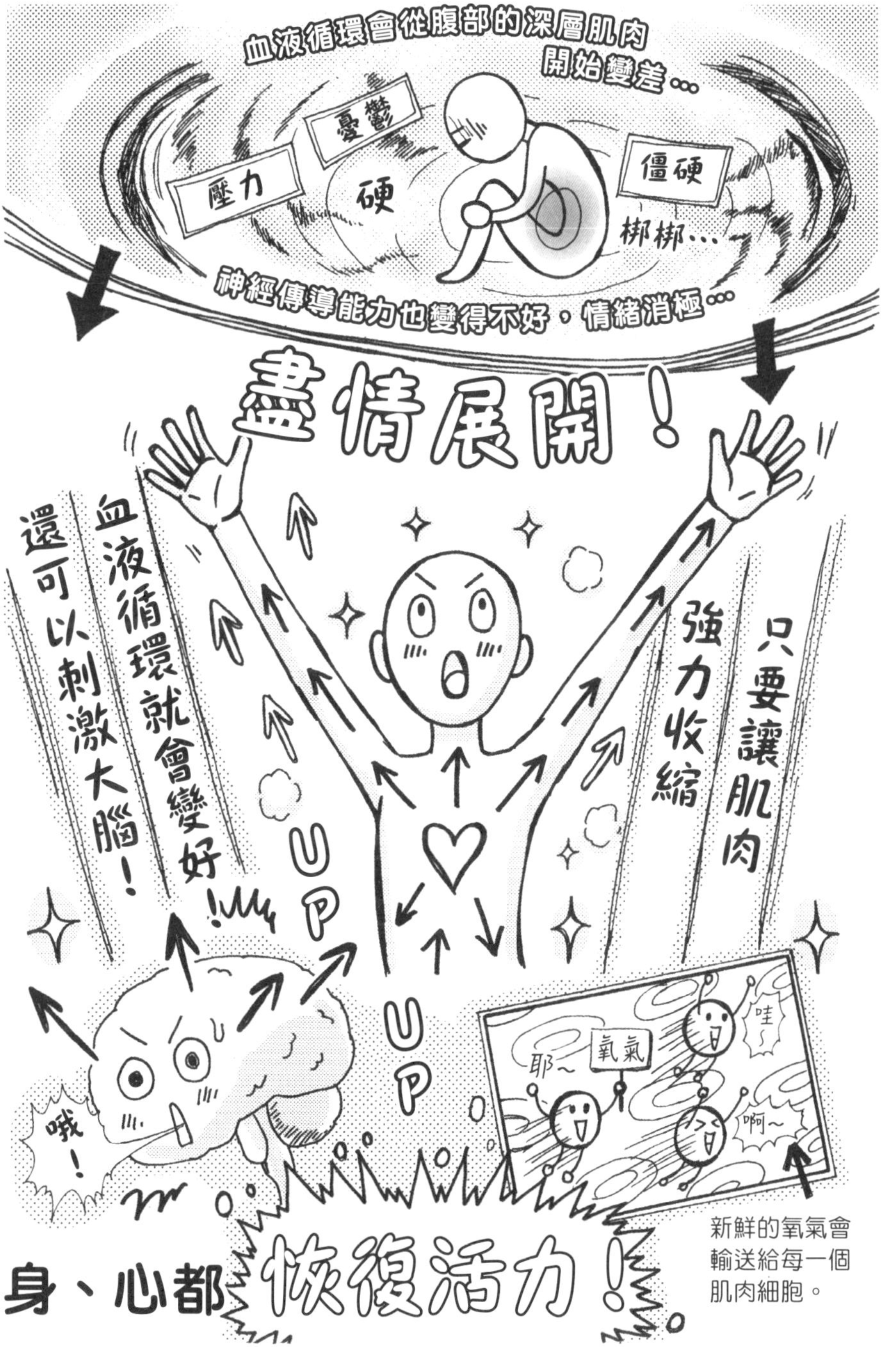
血液循環會從腹部的深層肌肉
開始變差…
壓力
憂鬱
硬
僵硬
梆梆…
神經傳導能力也變得不好，情緒消極…
盡情展開！
只要讓肌肉
強力收縮
血液循環就會變好！
還可以刺激大腦！
UP
UP
哦！
氧氣
耶～
哇～
啊～
新鮮的氧氣會
輸送給每一個
肌肉細胞。
身、心都恢復活力！

# 天線式

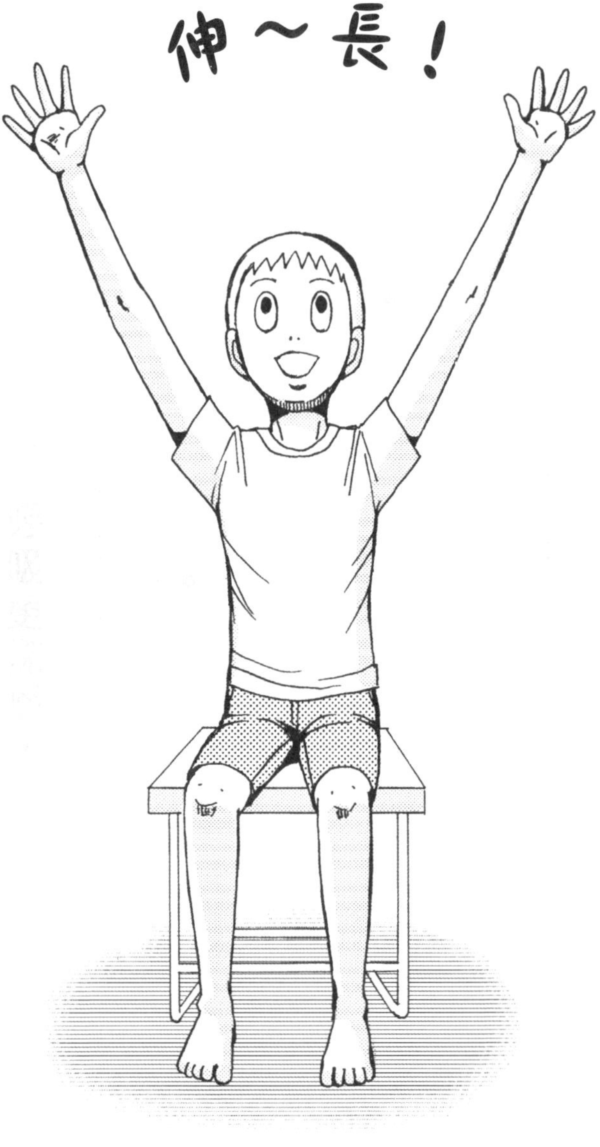

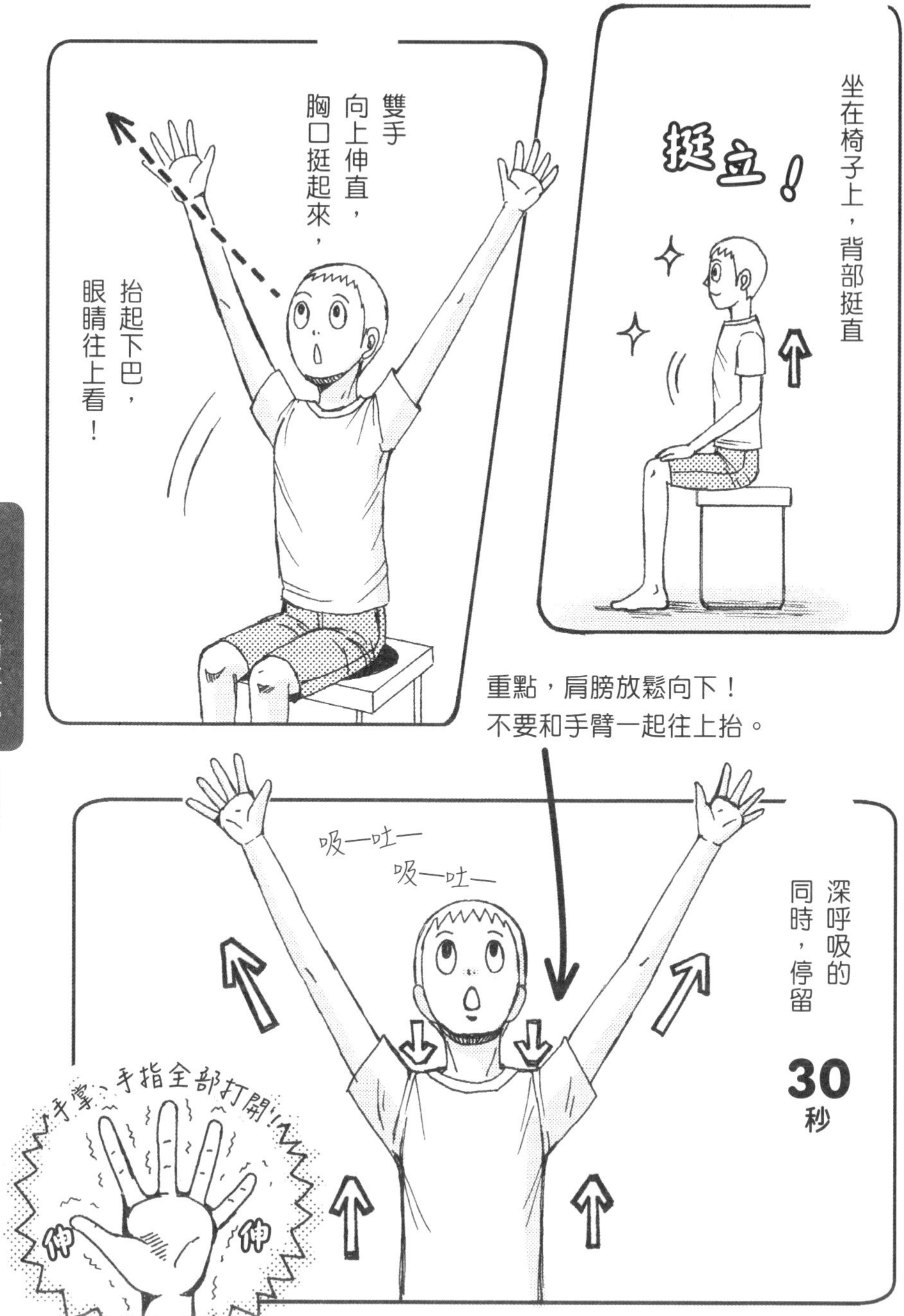
坐在椅子上，背部挺直
挺立！
雙手向上伸直，胸口挺起來，
抬起下巴，眼睛往上看！
重點，肩膀放鬆向下！
不要和手臂一起往上抬。
深呼吸的同時，停留
30秒
吸—吐—
吸—吐—
手掌、手指全部打開！
伸
伸

# 【更有效的方法！】

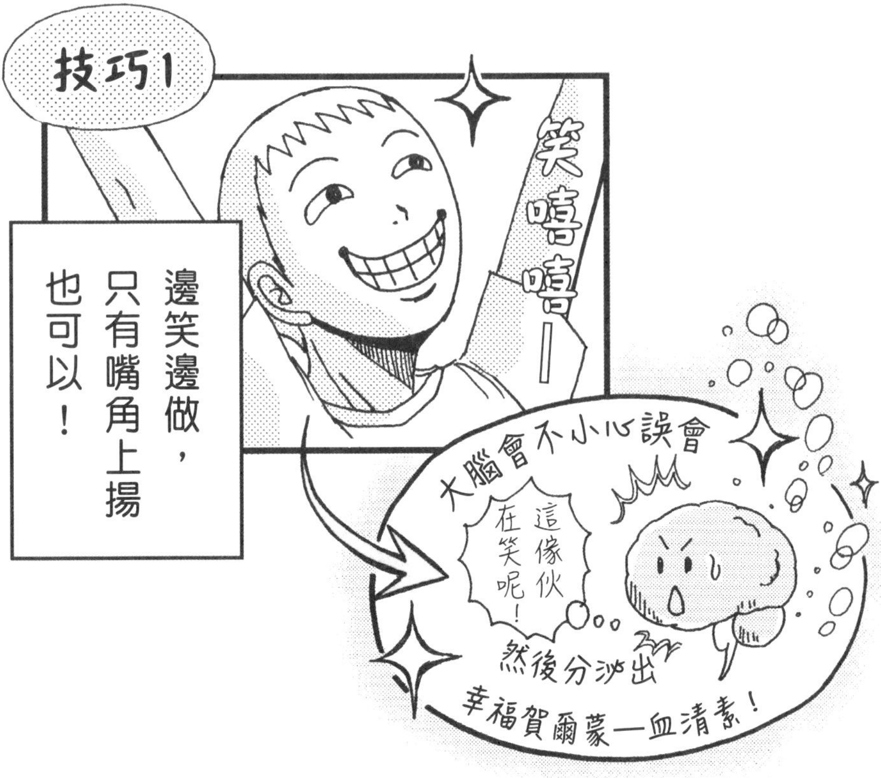
技巧1
邊笑邊做，只有嘴角上揚也可以！
笑嘻嘻—
大腦會不小心誤會
這傢伙在笑呢！
然後分泌出
幸福賀爾蒙—血清素！

技巧2
石頭
布
石頭
一邊用力做出石頭和布的動作，一邊伸展！

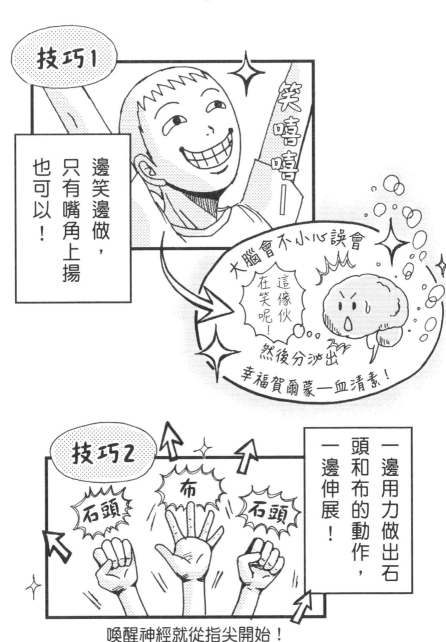

喚醒神經就從指尖開始！

# 星期一的早上

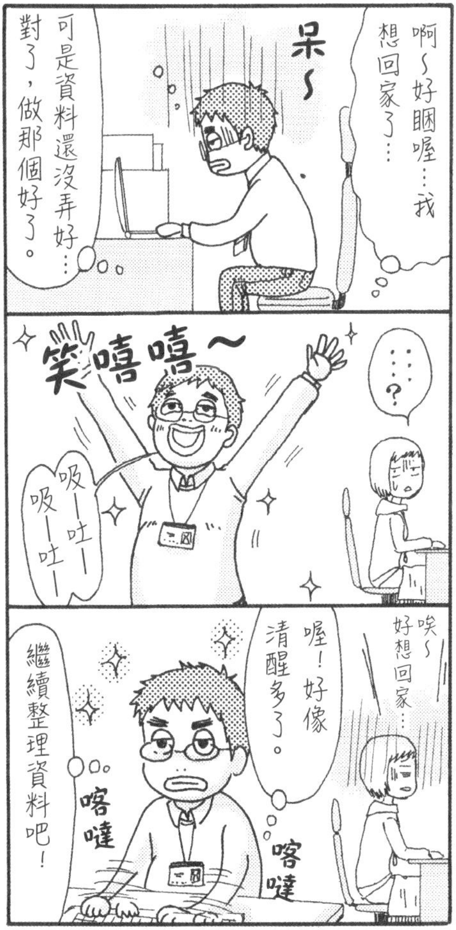
啊~好睏喔…我想回家了…
呆~
可是資料還沒弄好…對了，做那個好了。
…？
笑嘻嘻~
吸—吐—吸—吐—
唉~好想回家…
喔！好像清醒多了。
繼續整理資料吧！
喀噠
喀噠

### 簡易版

# 反轉頭碰膝式

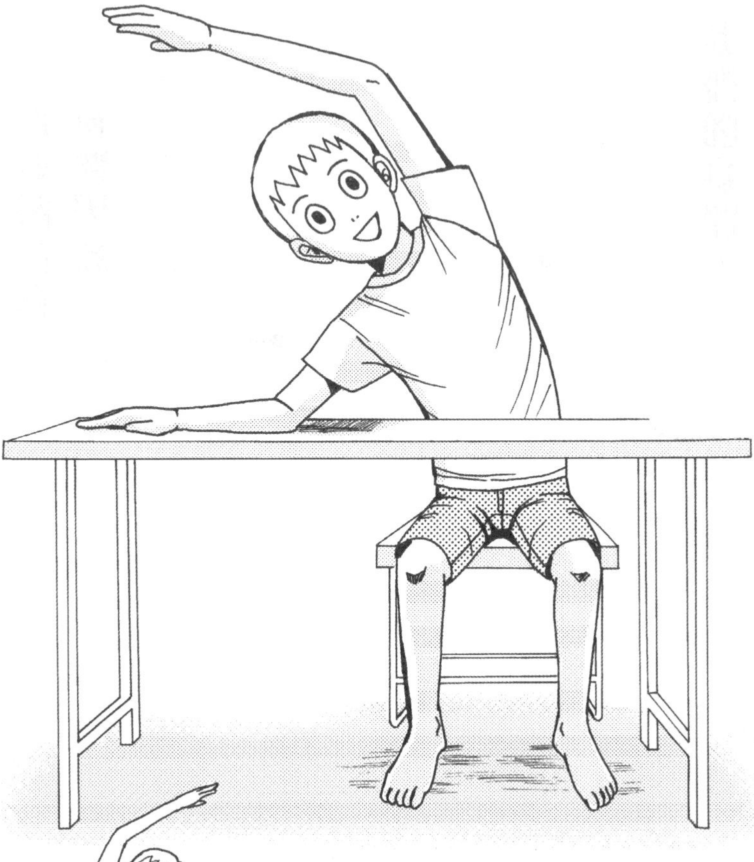

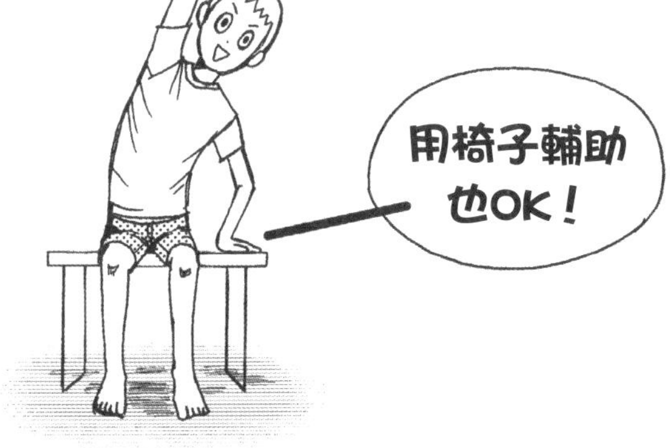

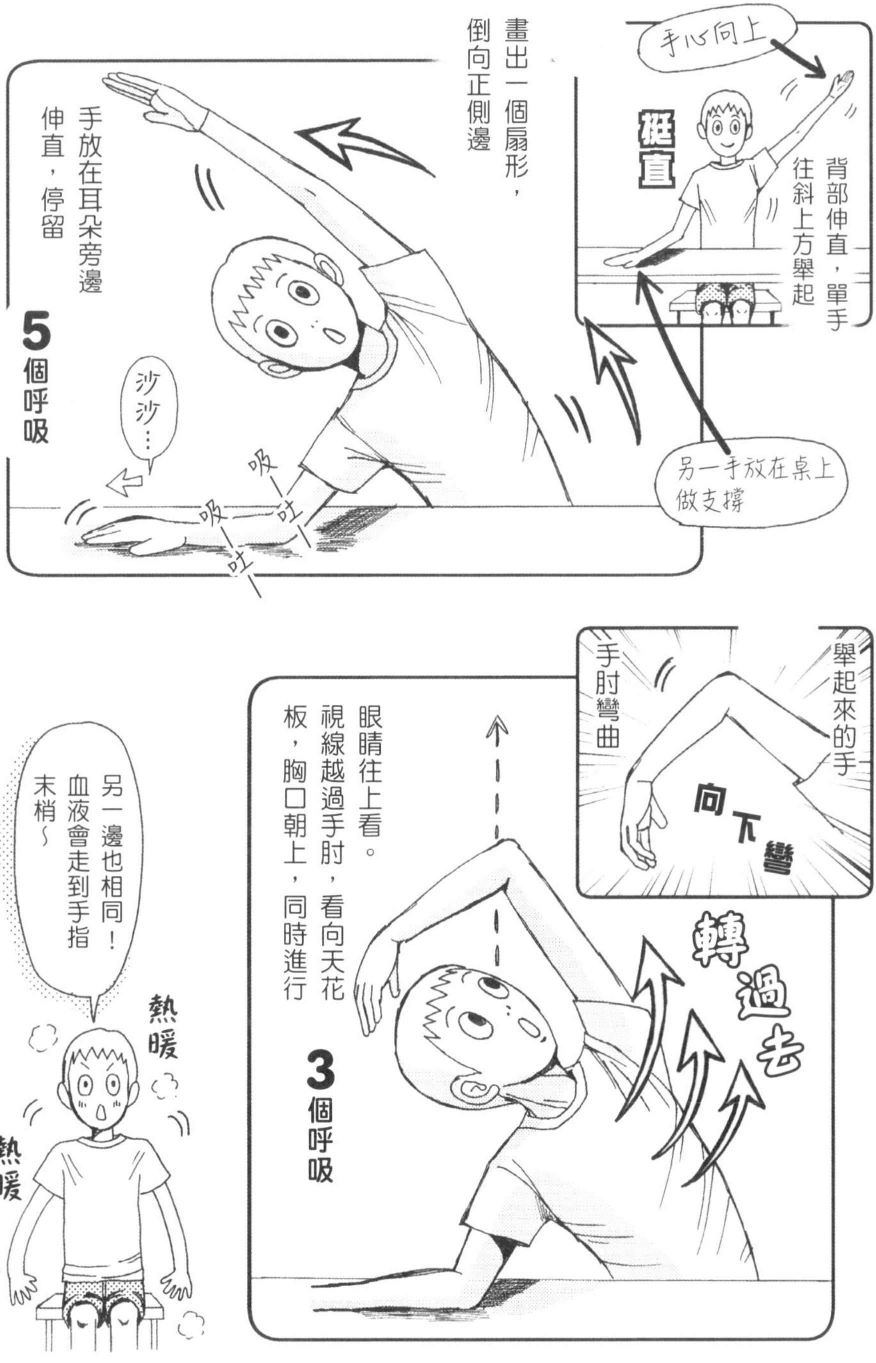
手心向上
挺直
背部伸直，單手往斜上方舉起
另一手放在桌上做支撐
畫出一個扇形，倒向正側邊
手放在耳朵旁邊伸直，停留
5個呼吸
沙沙……
吸─吐─
吸─吐─
舉起來的手
向下彎
手肘彎曲
眼睛往上看。視線越過手肘，看向天花板，胸口朝上，同時進行
轉過去
3個呼吸
另一邊也相同！血液會走到手指末梢～
熱暖
熱暖

## 【身體產生的運作】

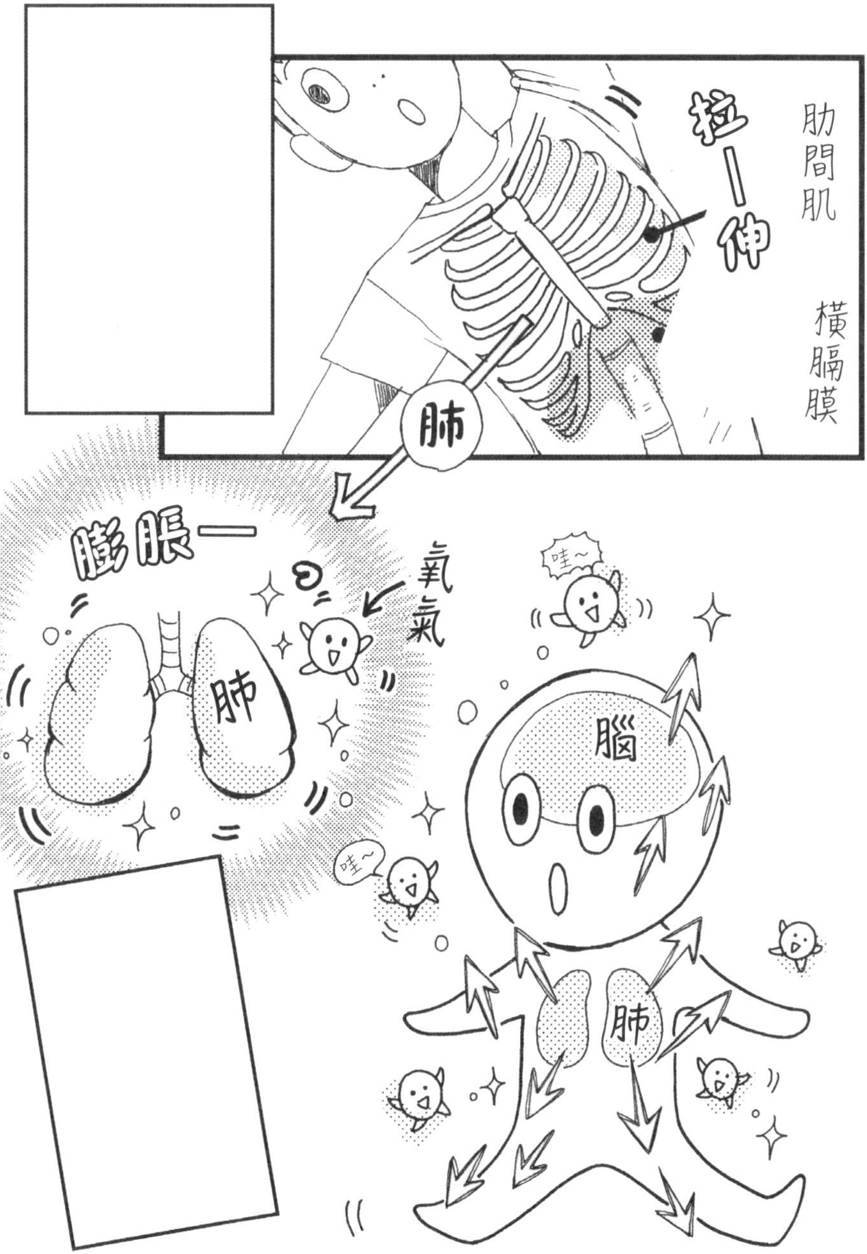

人體小知識

## 肺臟無法自主活動

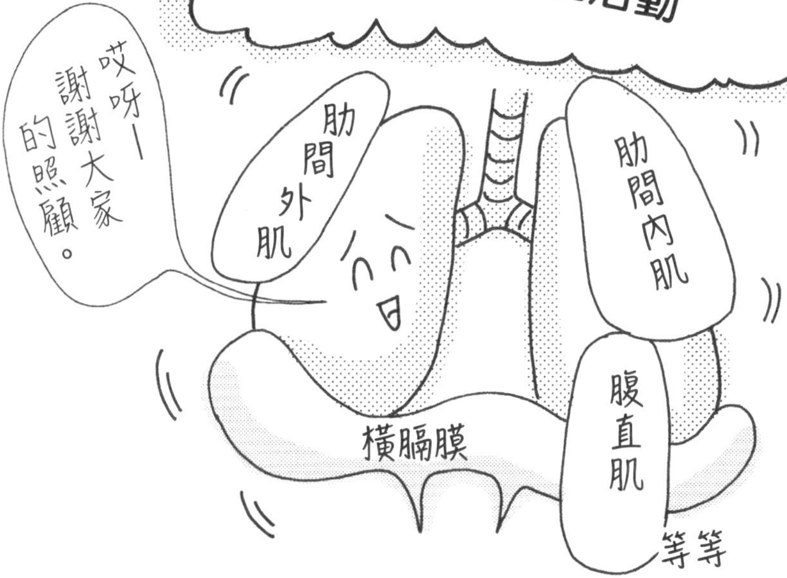
哎呀ー謝謝大家的照顧。
肋間外肌
肋間內肌
橫膈膜
腹直肌
等等

肺臟是隨著周圍的肌肉（呼吸肌肉）擴張或收縮的！

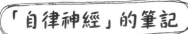

### 「自律神經」的筆記

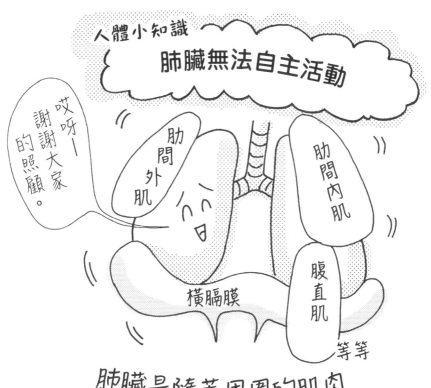

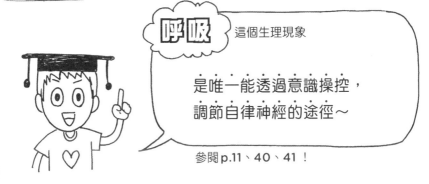

**呼吸**這個生理現象

是唯一能透過意識操控，調節自律神經的途徑～

參閱p.11、40、41！

# 髖關節伸展操

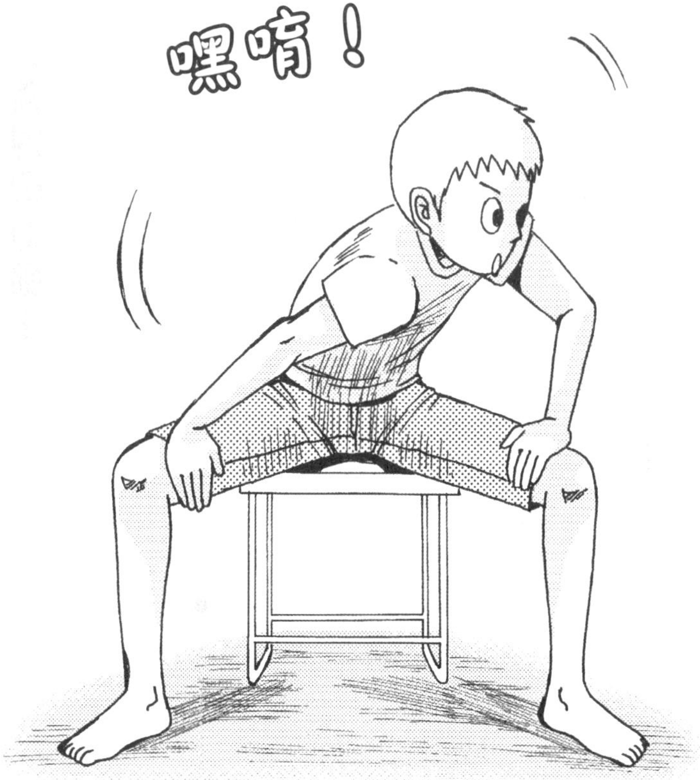

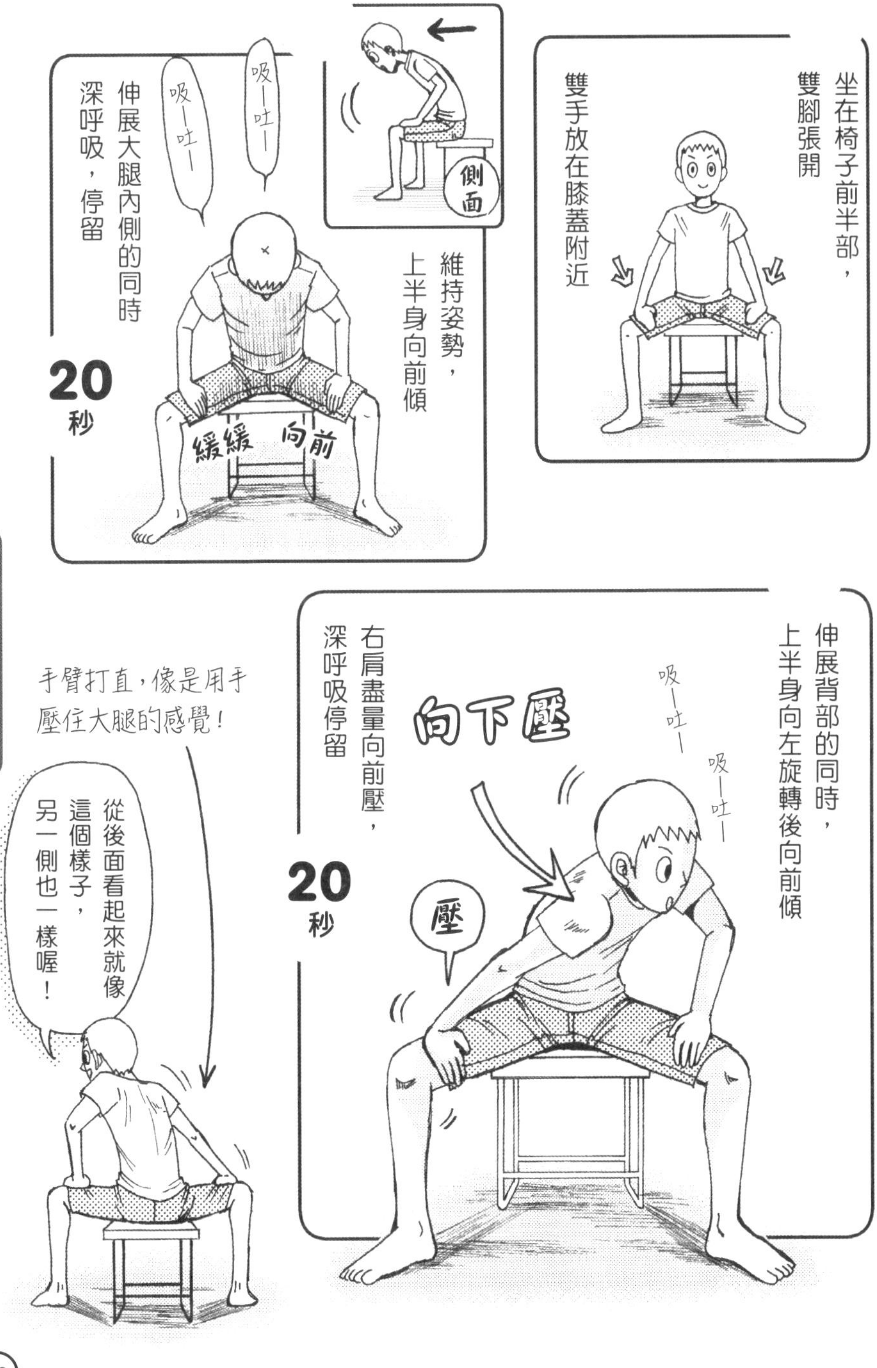
坐在椅子前半部，雙腳張開
雙手放在膝蓋附近
側面
維持姿勢，上半身向前傾
吸—吐—
吸—吐—
伸展大腿內側的同時深呼吸，停留
20秒
緩緩 向前
伸展背部的同時，上半身向左旋轉後向前傾
吸—吐—
吸—吐—
向下壓
壓
右肩盡量向前壓，深呼吸停留
20秒
手臂打直，像是用手壓住大腿的感覺！
從後面看起來就像這個樣子，另一側也一樣喔！

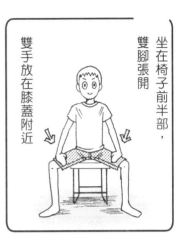

# 鬆開髖關節，身心都健康！

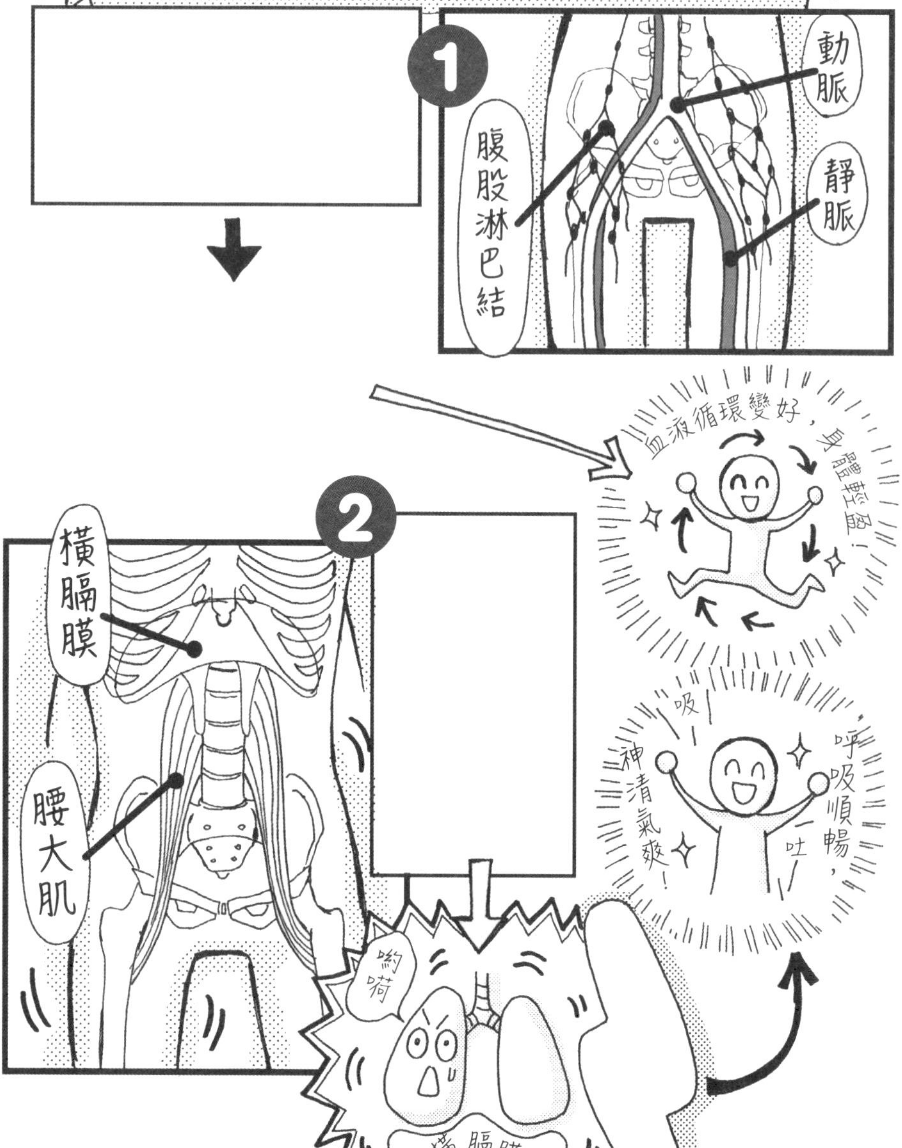

動脈
腹股淋巴結
靜脈
血液循環變好，身體輕盈！
橫膈膜
腰大肌
喲嗬
橫膈膜
吸
吐
呼吸順暢，
神清氣爽！

## 崎田報報

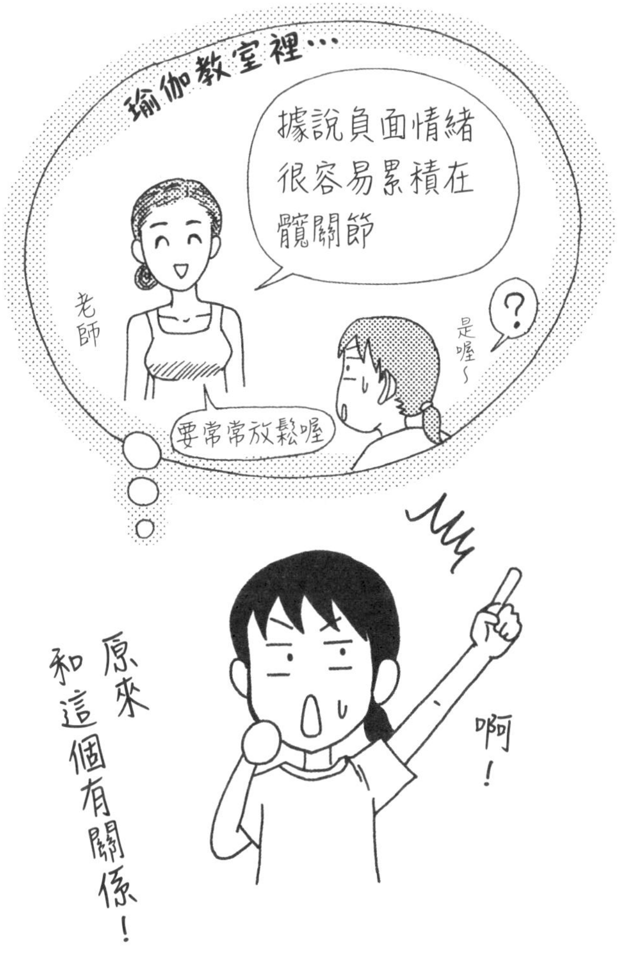
瑜伽教室裡…
據說負面情緒很容易累積在髖關節
老師
要常常放鬆喔
?
是喔~
原來和這個有關係！
啊！

# 英雄式二

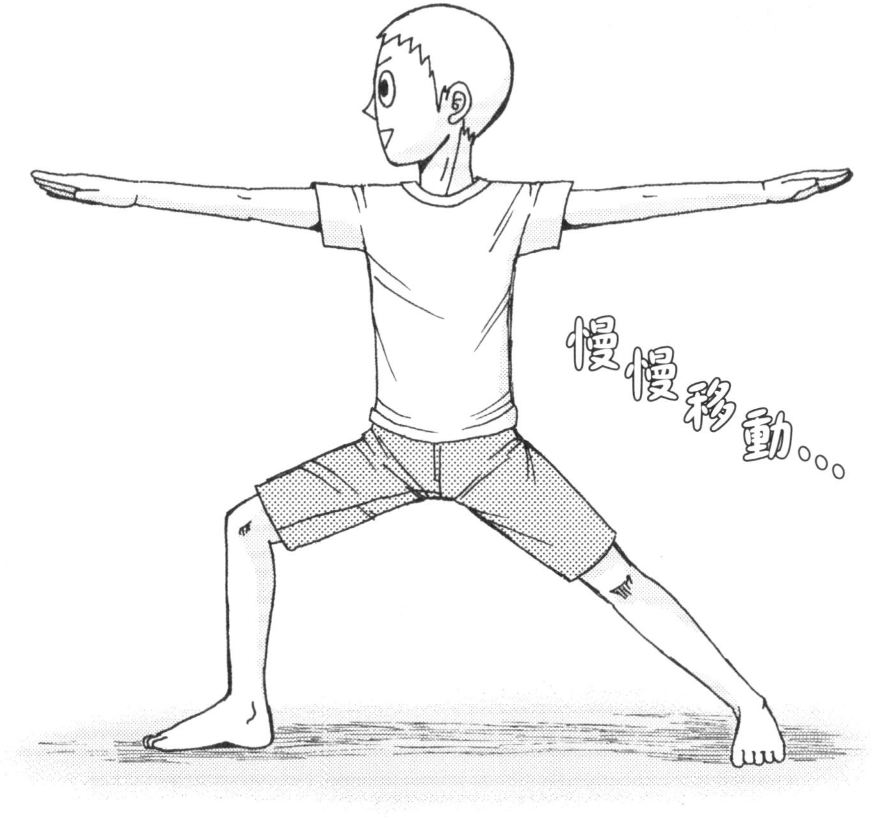

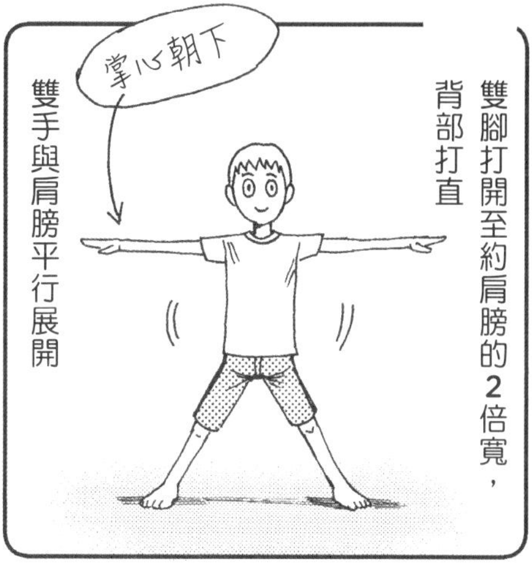
雙腳打開至約肩膀的2倍寬，背部打直
掌心朝下
雙手與肩膀平行展開

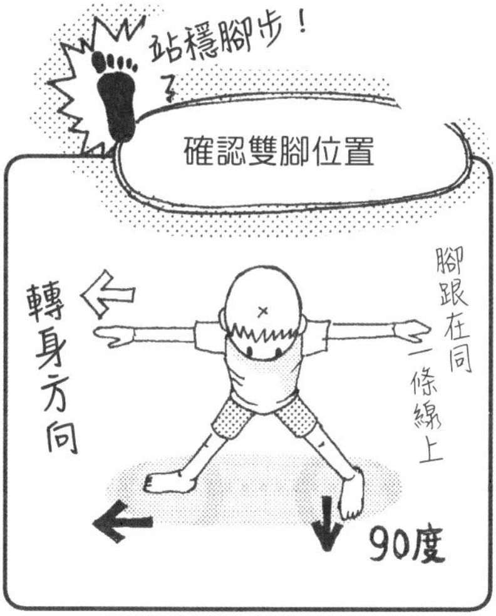
站穩腳步！
確認雙腳位置
腳跟在同一條線上
轉身方向
90度

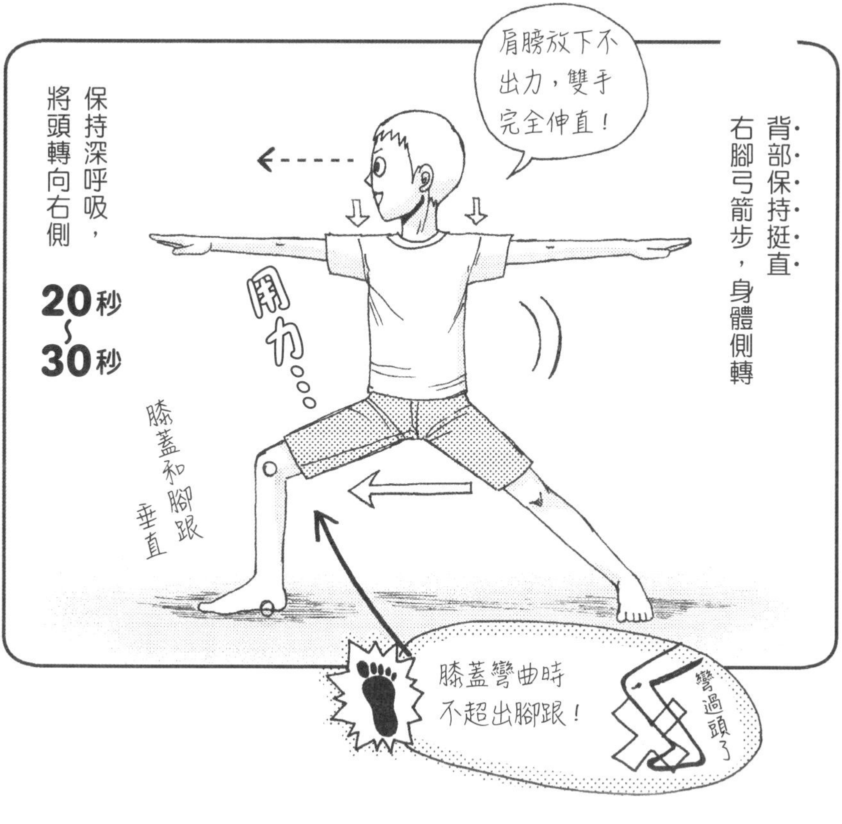
背部保持挺直，右腳弓箭步，身體側轉
肩膀放下不出力，雙手完全伸直！
保持深呼吸，將頭轉向右側
20秒~30秒
用力…
膝蓋和腳跟垂直
膝蓋彎曲時不超出腳跟！
彎過頭了

接續上一頁的動作
想要激發更多幹勁！你可以…
好！
將右手掌心朝上
翻掌
將左手放在大腿上
慢慢～地
深呼吸停留
20秒
吸～吐～
吸～吐～
下半身和背部保持原狀，右手上舉超過頭部，眼睛順著右手向上看！
雖然辛苦，但會讓你充滿能量喔！

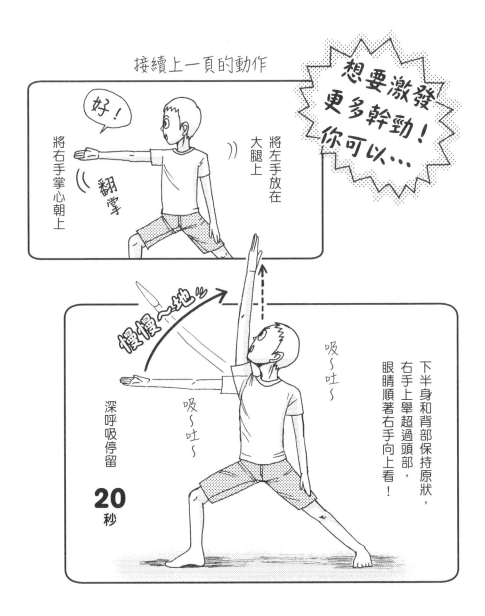

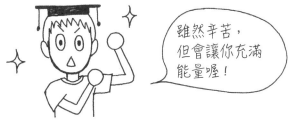

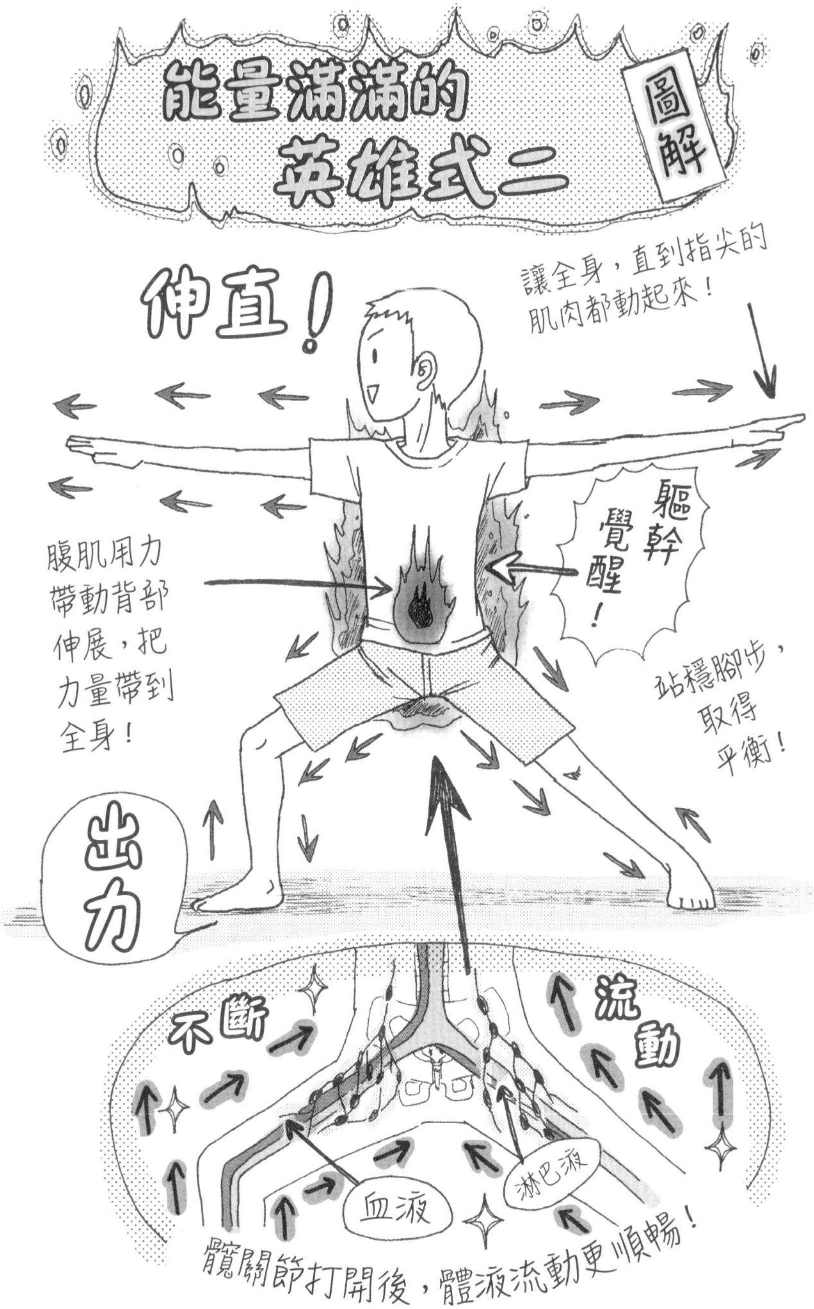
能量滿滿的英雄式二
圖解
伸直！
讓全身，直到指尖的肌肉都動起來！
腹肌用力帶動背部伸展，把力量帶到全身！
軀幹覺醒！
站穩腳步，取得平衡！
出力
不斷
流動
血液
淋巴液
髖關節打開後，體液流動更順暢！

# 【懶人的 靠牆伸展操】

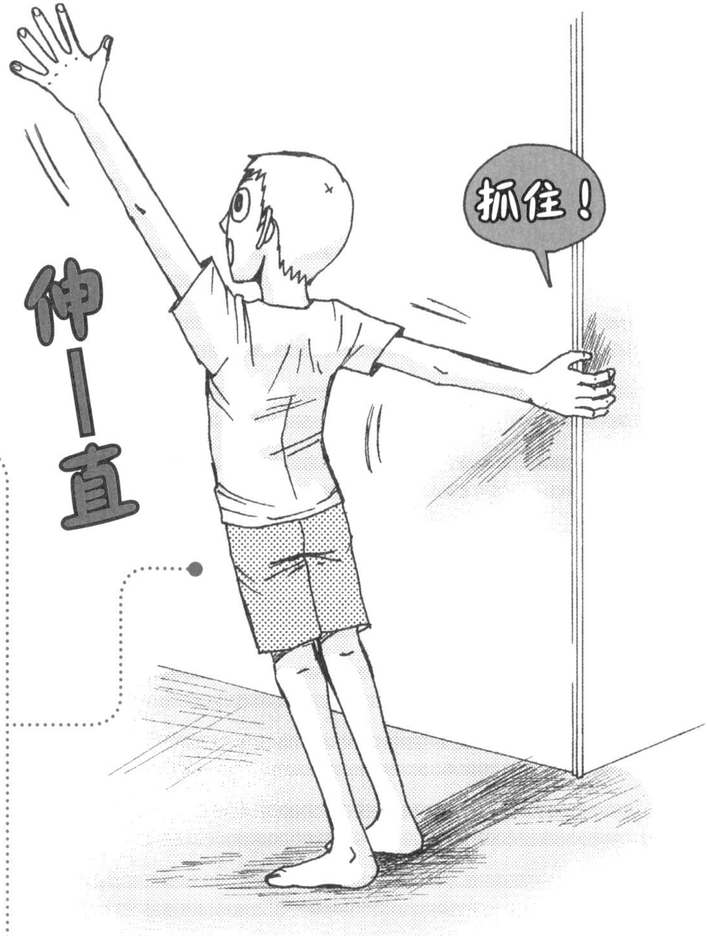


隨時做做全身伸展，讓身體充滿能量！

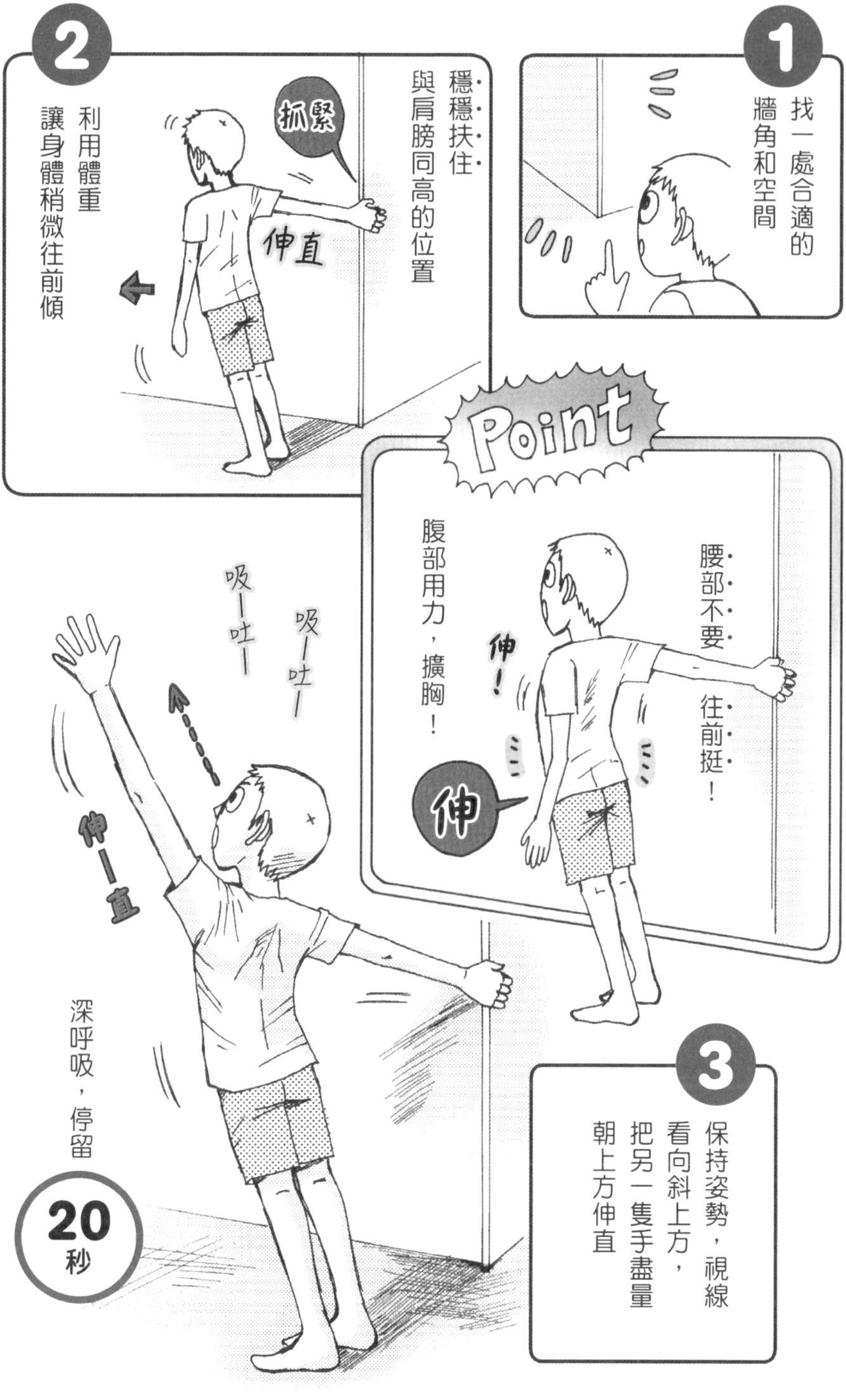

1
找一處合適的牆角和空間
2
穩穩扶住與肩膀同高的位置
抓緊
伸直
利用體重讓身體稍微往前傾
Point
腰部不要往前挺！
伸！
伸
腹部用力，擴胸！
3
保持姿勢，視線看向斜上方，把另一隻手盡量朝上方伸直
吸—吐—
吸—吐—
伸—直
深呼吸，停留
20
秒

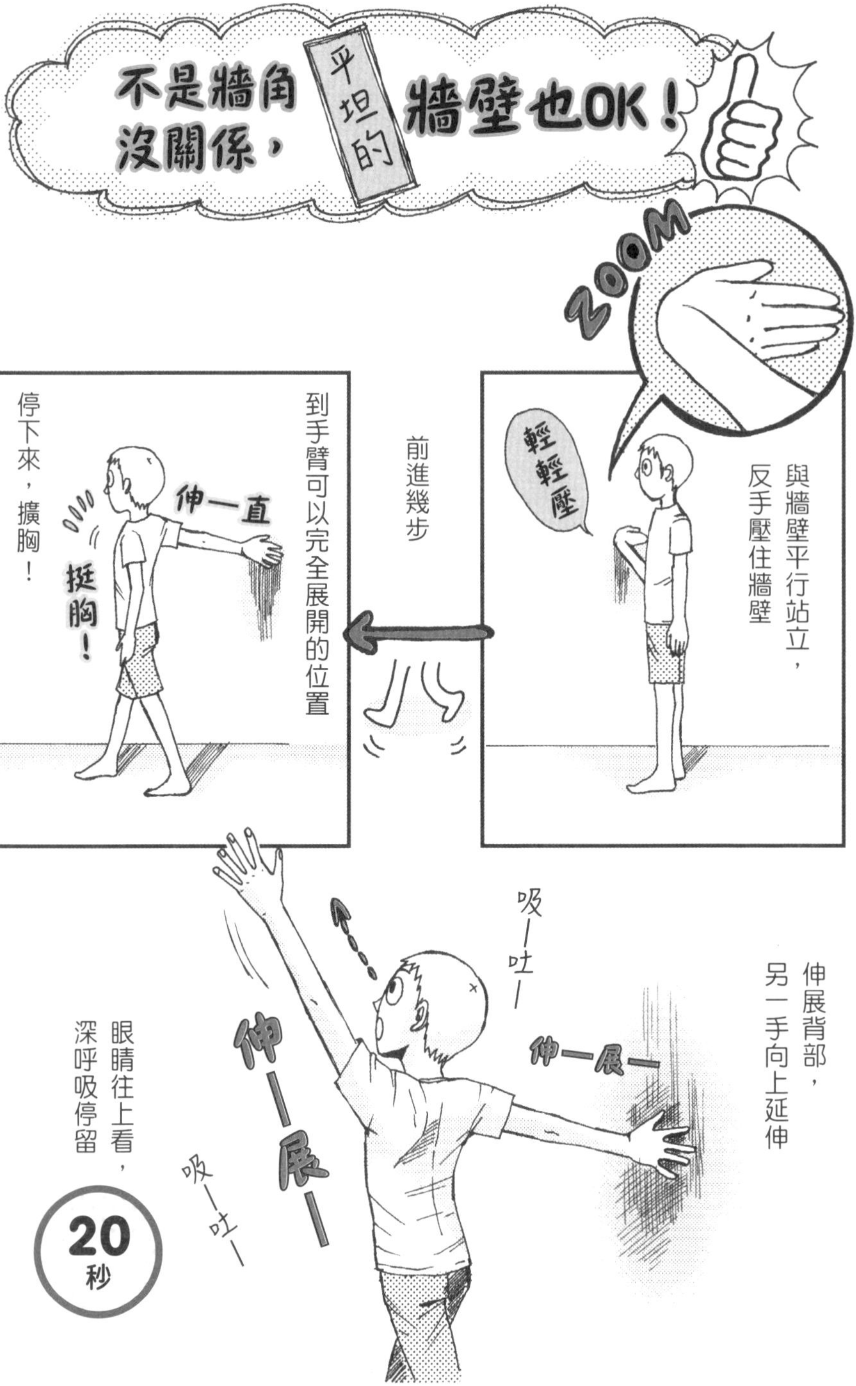

不是牆角沒關係，平坦的牆壁也OK！
ZOOM
與牆壁平行站立，反手壓住牆壁
輕輕壓
前進幾步
到手臂可以完全展開的位置
伸一直
停下來，擴胸！
挺胸！
伸展背部，另一手向上延伸
吸—吐—
伸—展—
伸—展—
吸—吐—
眼睛往上看，深呼吸停留
20秒

## 崎田報報

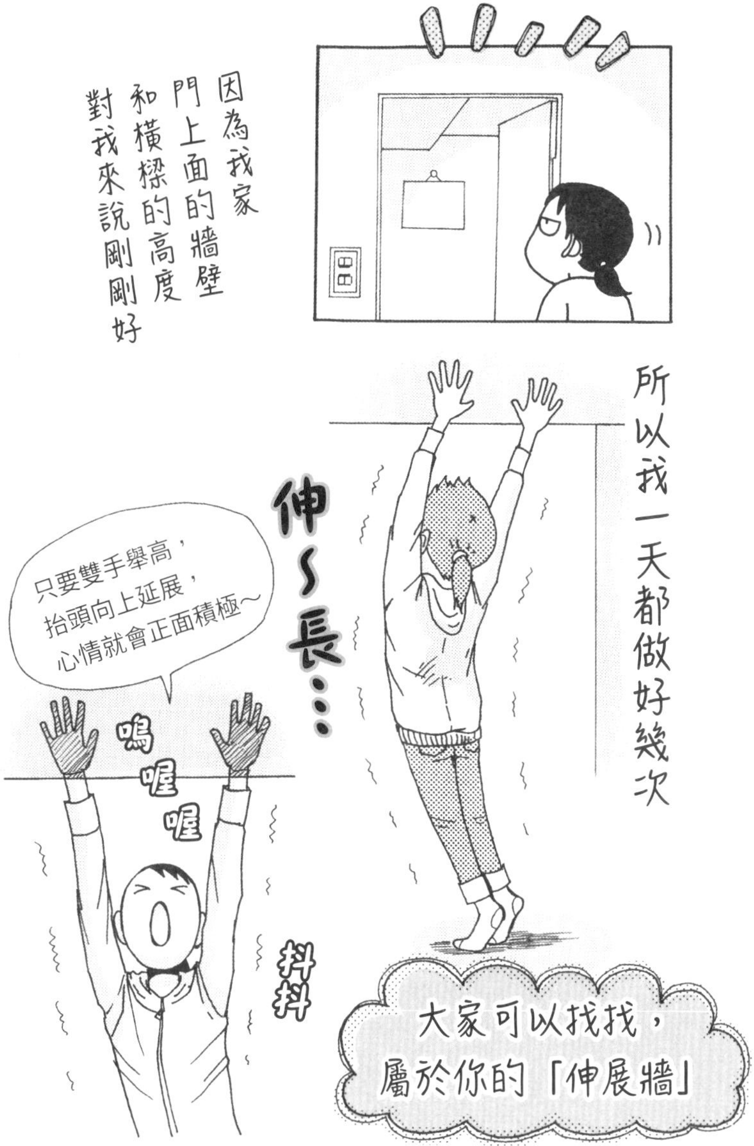

因為我家門上面的牆壁和橫樑的高度對我來說剛剛好
所以我一天都做好幾次
伸～長…
只要雙手舉高，抬頭向上延展，心情就會正面積極～
嗚喔喔
抖抖
大家可以找找，屬於你的「伸展牆」

# 運動後的我

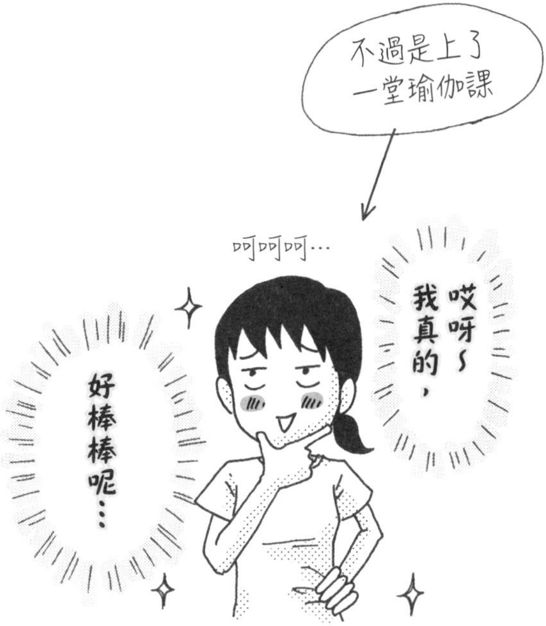
不過是上了
一堂瑜伽課
呵呵呵…
哎呀～我真的，
好棒棒呢…

明明練習的級數還不高，
卻總是沾沾自喜。

(和還沒開始運動時相比的結果…)

③
章

# 消除疲勞

伸展你的背部，

排除身體不要的廢物！

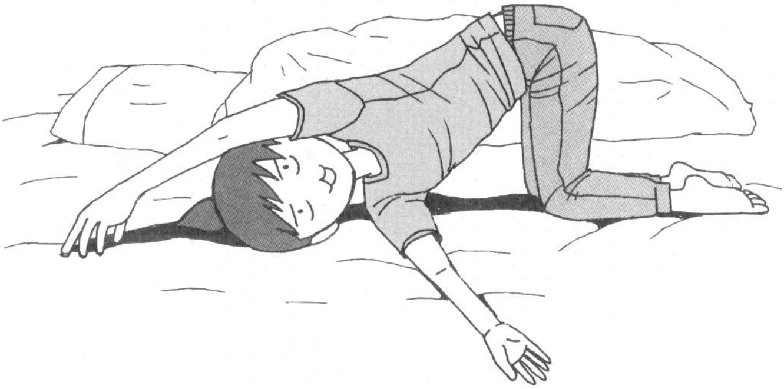

# 消除疲勞

伸展身體後側，促進體液循環！
和身體的廢物（疲勞）說掰掰！

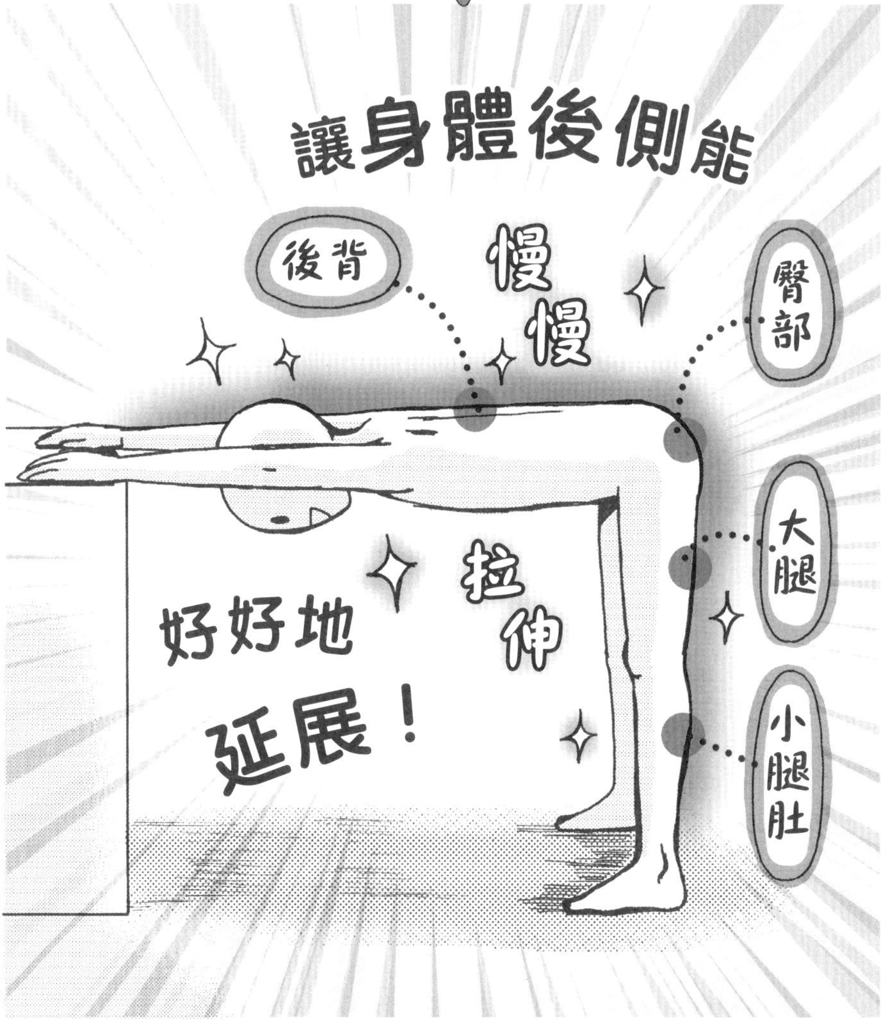
讓身體後側能
慢慢
拉伸
好好地
延展！
後背
臀部
大腿
小腿肚

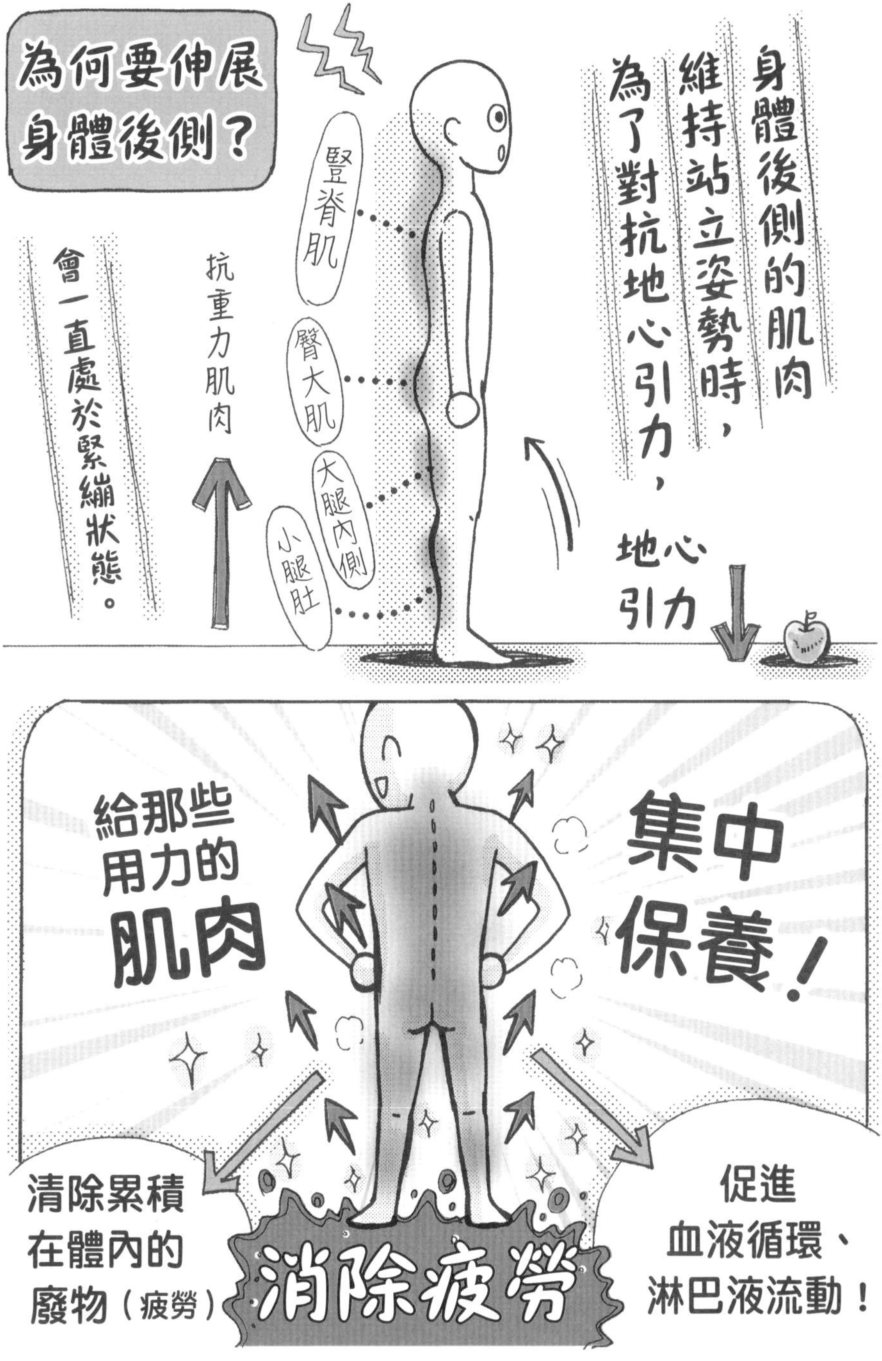
為何要伸展身體後側？
身體後側的肌肉維持站立姿勢時，為了對抗地心引力，
會一直處於緊繃狀態。
抗重力肌肉
豎脊肌
臀大肌
大腿內側
小腿肚
地心引力
給那些用力的肌肉
集中保養！
清除累積在體內的廢物（疲勞）
消除疲勞
促進血液循環、淋巴液流動！

簡易版
# 下犬式

改善上半身僵硬
讓肩頸、背部不再緊繃！

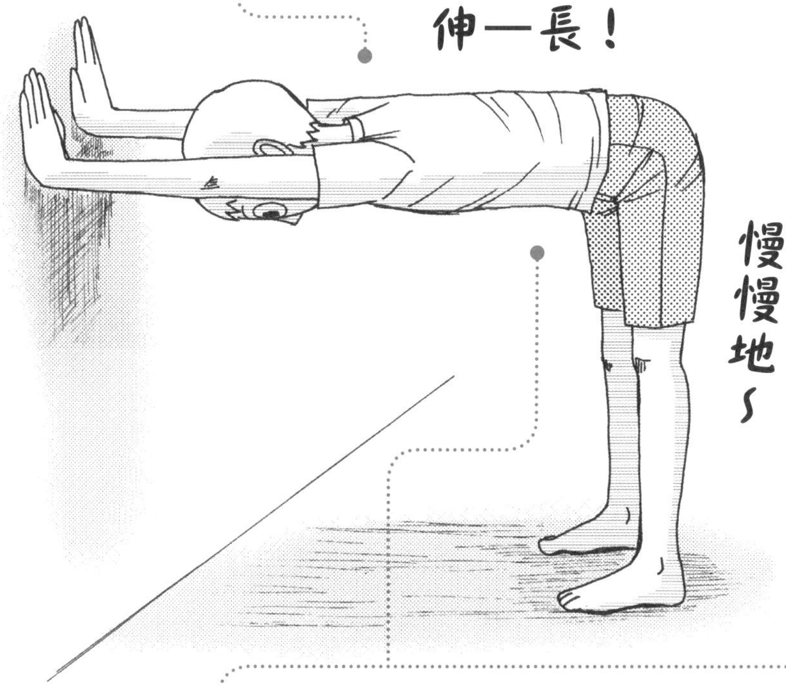


祛除上半身疲勞＆
下半身水腫
把全身的老舊廢物一掃而空！

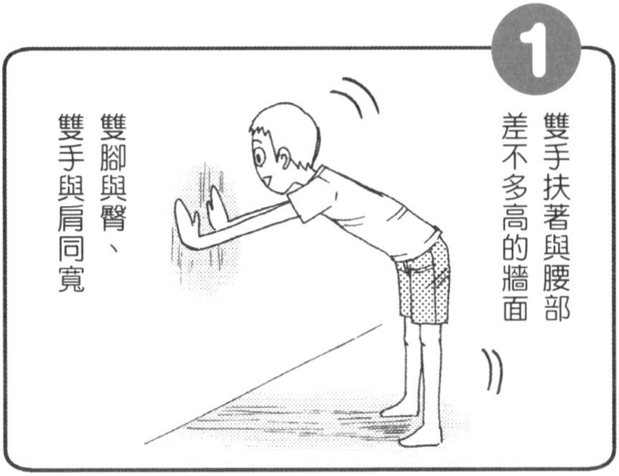

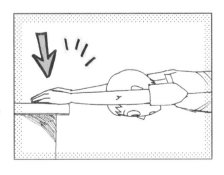

1
雙手扶著與腰部差不多高的牆面
雙腳與臀、雙手與肩同寬


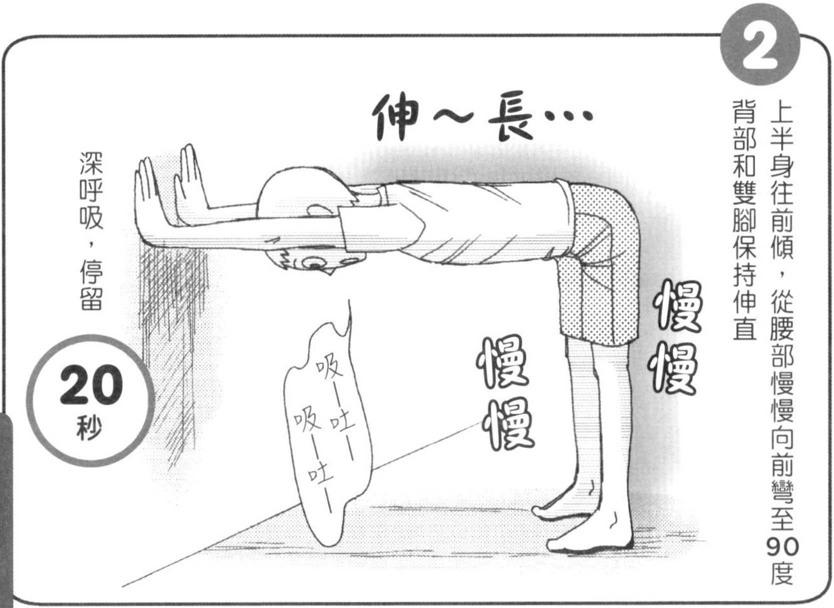

2
上半身往前傾，從腰部慢慢向前彎至90度
背部和雙腳保持伸直
伸～長…
慢慢
慢慢
吸—吐—
吸—吐—
深呼吸，停留
20秒


不管是桌子或平台，能提供支撐的地方都OK ♪

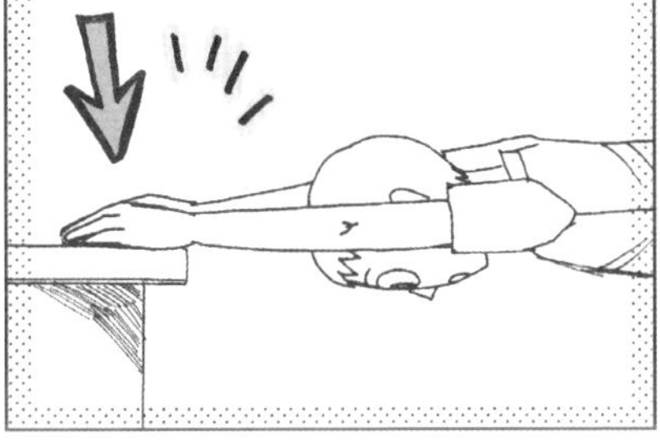

## 【伸展部位】

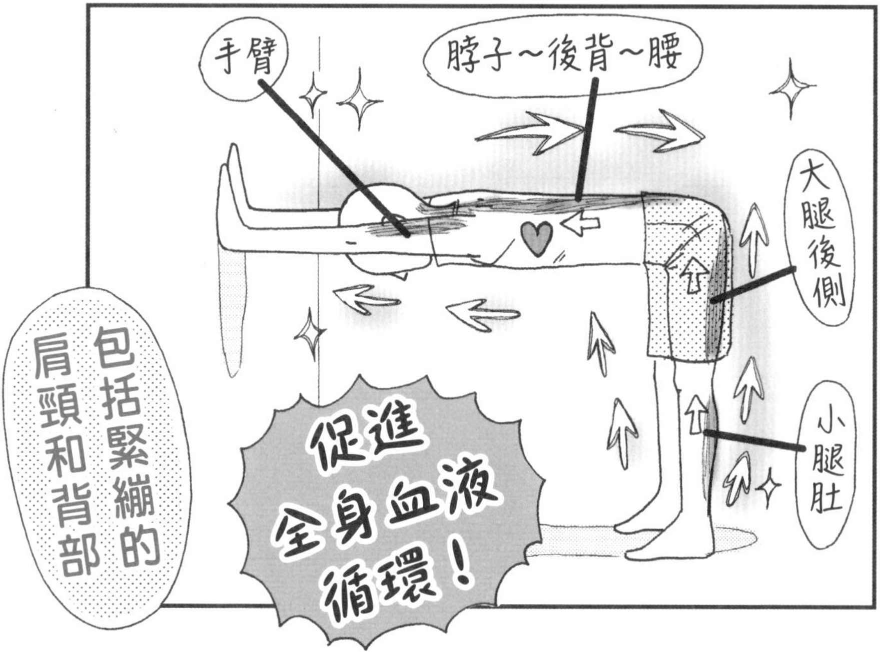
手臂
脖子～後背～腰
大腿後側
小腿肚
包括緊繃的肩頸和背部
促進全身血液循環！

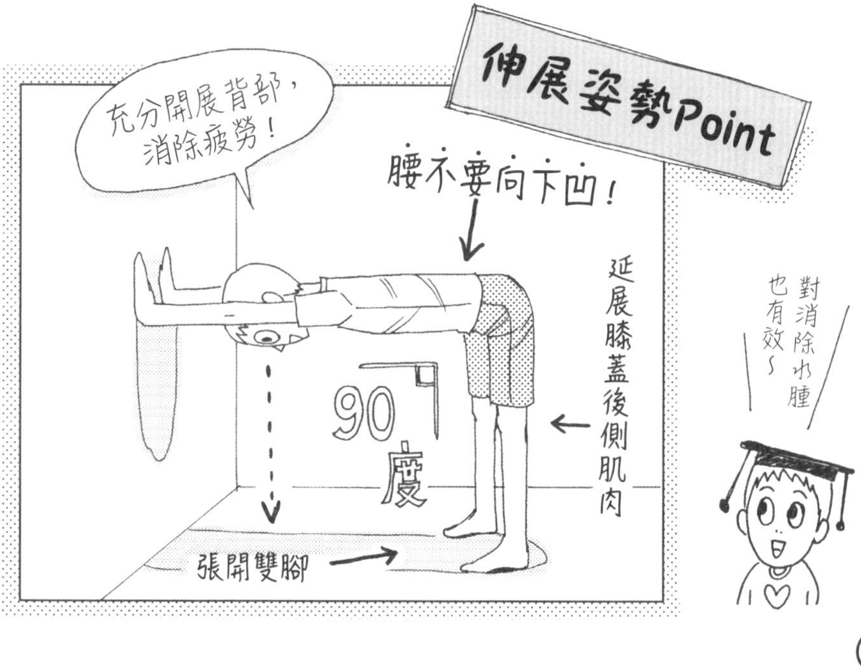
伸展姿勢Point
充分開展背部，消除疲勞！
腰不要向下凹！
延展膝蓋後側肌肉
90度
張開雙腳
對消除水腫也有效～

## 崎田報報

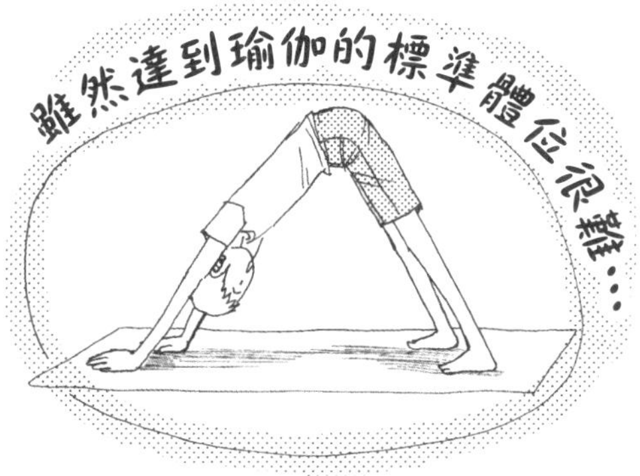
雖然達到瑜伽的標準體位很難…

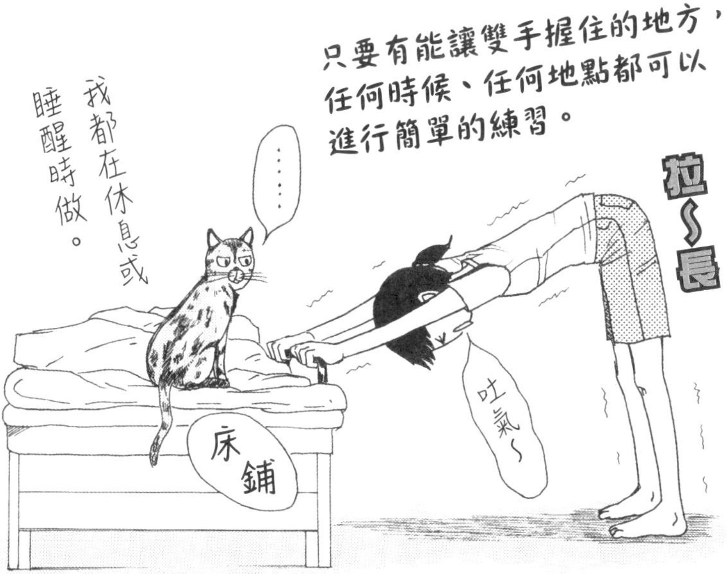
只要有能讓雙手握住的地方，
任何時候、任何地點都可以
進行簡單的練習。
我都在休息或睡醒時做。
……
拉～長
吐氣～
床鋪

# 【反手嬰兒式】

消除肩頸僵硬、
掃光堆積在上半身的廢物！

讓思路清晰，
振奮精神！

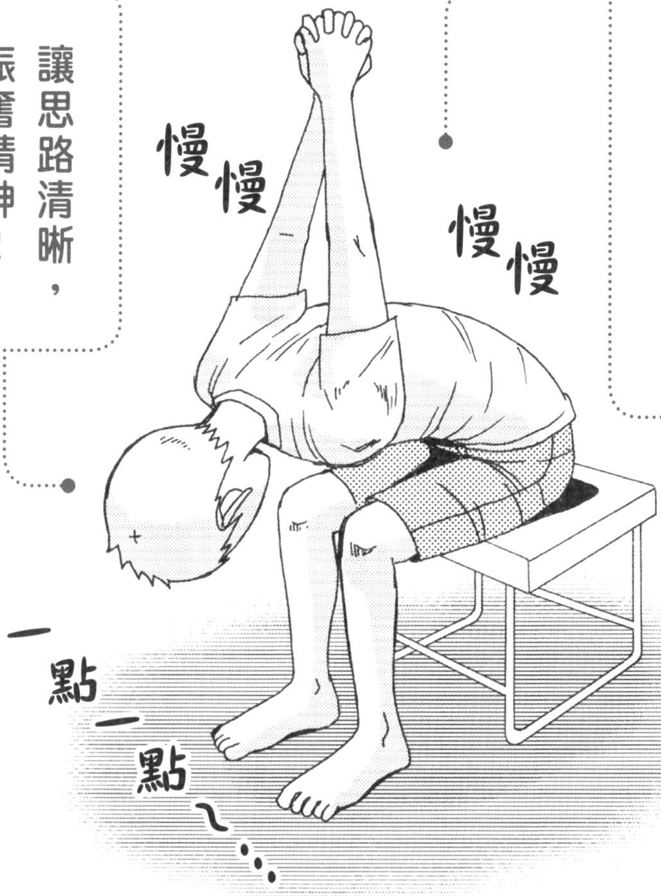

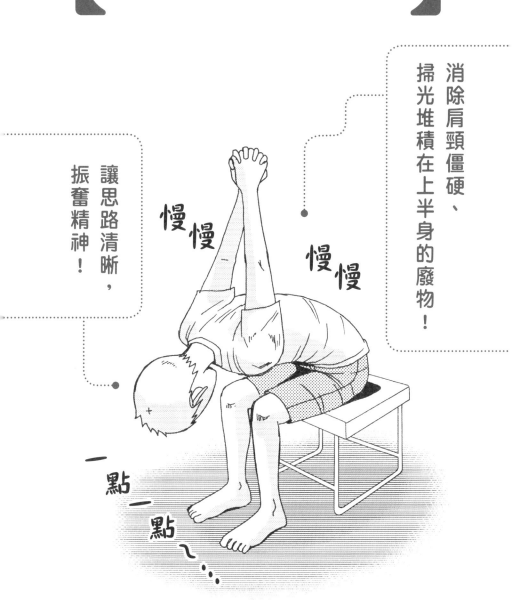

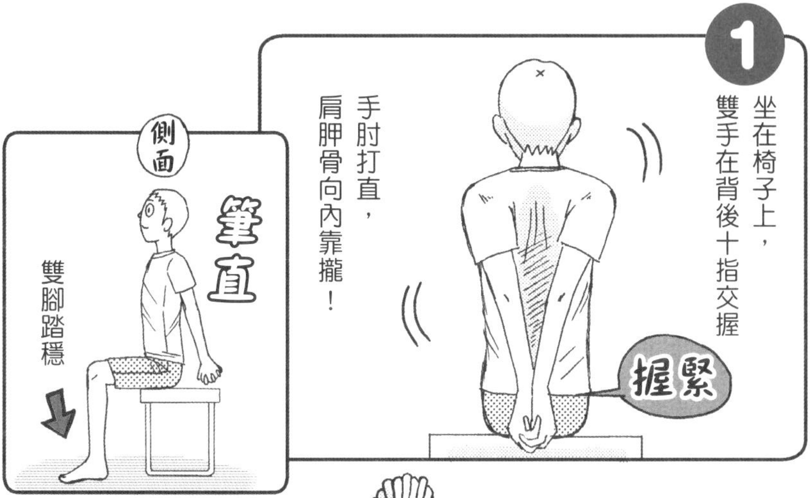
1
坐在椅子上，
雙手在背後十指交握
握緊
手肘打直，
肩胛骨向內靠攏！
筆直
側面
雙腳踏穩

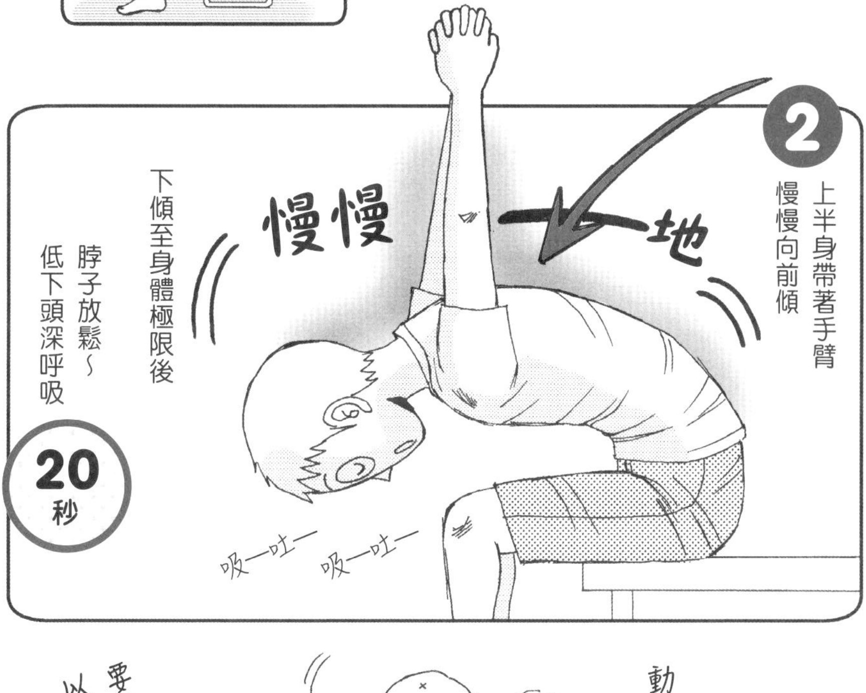
2
上半身帶著手臂
慢慢向前傾
慢慢地
下傾至身體極限後
脖子放鬆～
低下頭深呼吸
20
秒
吸ー吐ー
吸ー吐ー

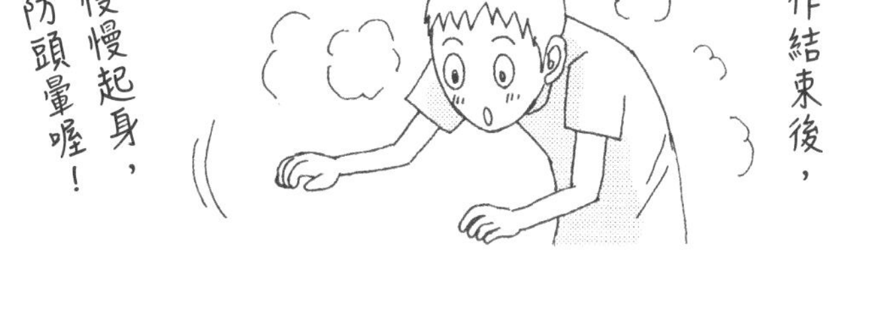
動作結束後，
要慢慢起身，
以防頭暈喔！

## 【舒緩部位】

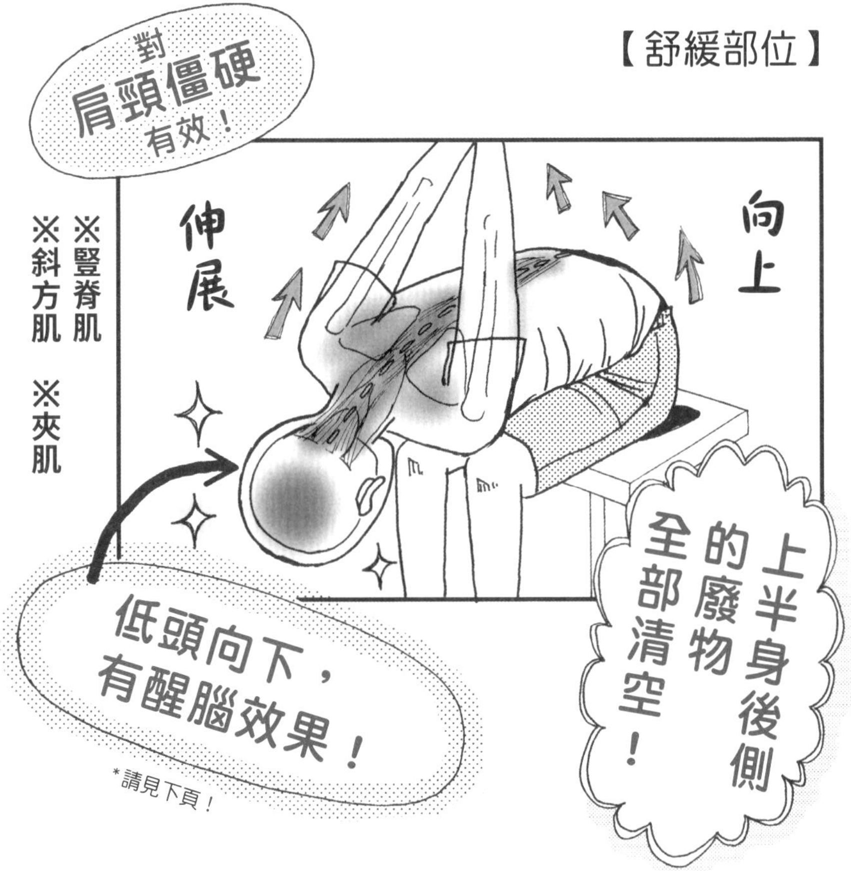

對肩頭僵硬有效！
※豎脊肌
※斜方肌
※夾肌
伸展
向上
上半身後側的廢物全部清空！
低頭向下，有醒腦效果！
*請見下頁！


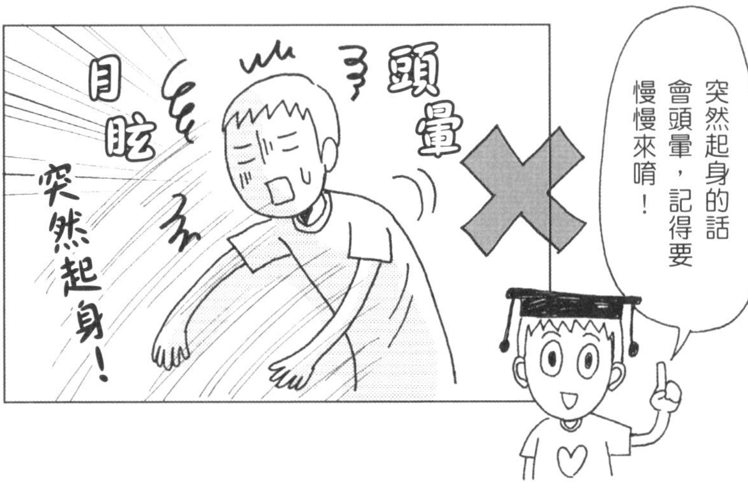

突然起身的話會頭暈，記得要慢慢來唷！
頭暈
目眩
突然起身！

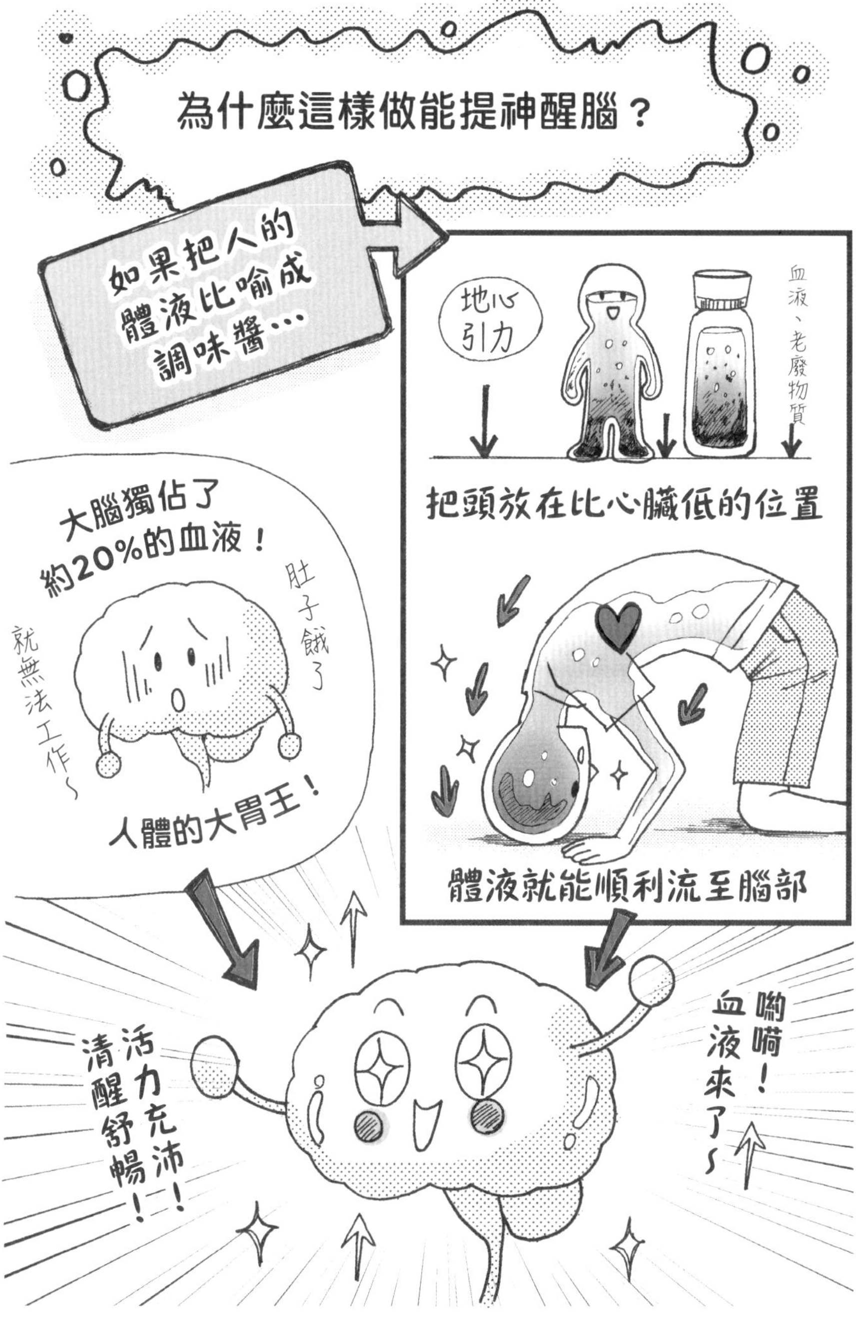
為什麼這樣做能提神醒腦？
如果把人的體液比喻成調味醬…
地心引力
血液、老廢物質
把頭放在比心臟低的位置
體液就能順利流至腦部
大腦獨佔了約20%的血液！
肚子餓了
就無法工作~
人體的大胃王！
活力充沛！
清醒舒暢！
喲嗬！
血液來了~

# 【兔式】

鬆開肩頸緊繃的肌肉，
順便消除眼睛疲勞！

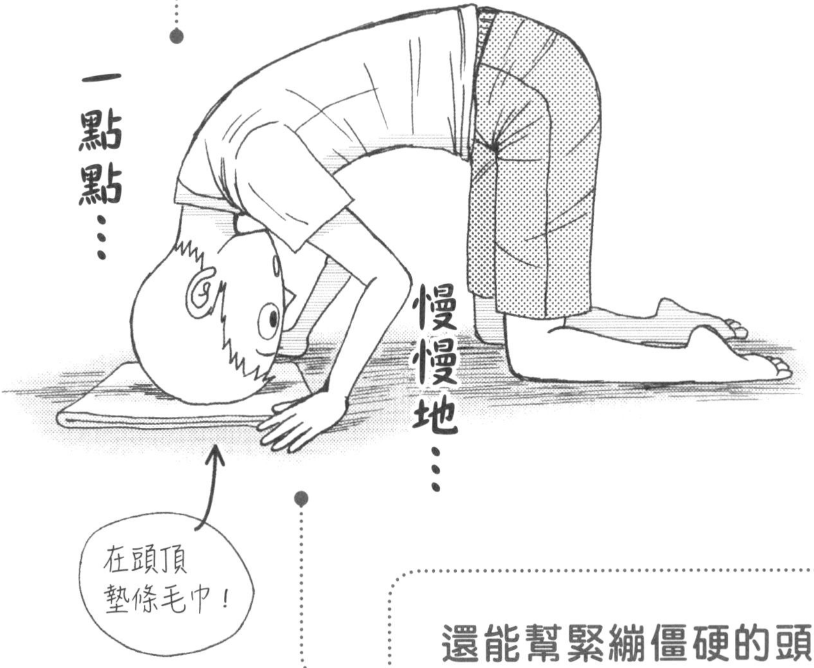


還能幫緊繃僵硬的頭皮
做個自助按摩！

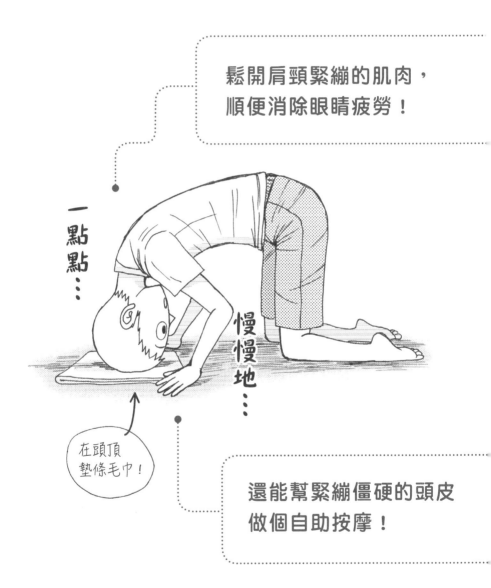

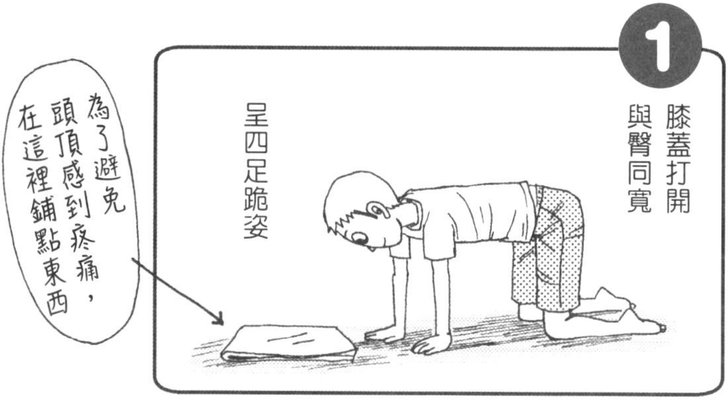
1
膝蓋打開
與臀同寬
呈四足跪姿
為了避免
頭頂感到疼痛，
在這裡鋪點東西

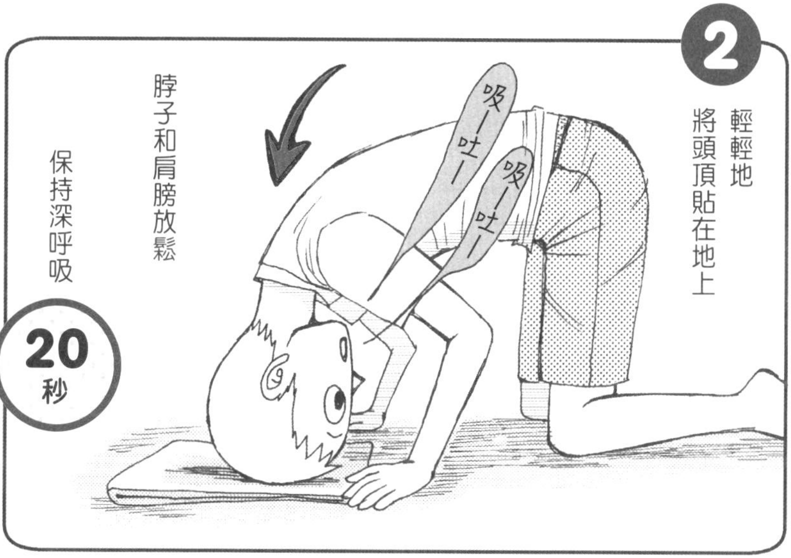
2
輕輕地
將頭頂貼在地上
吸—吐—
吸—吐—
脖子和肩膀放鬆
保持深呼吸
20秒

維持姿勢…

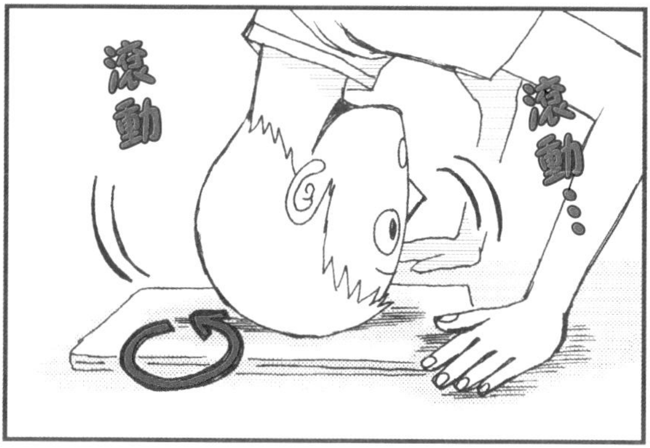
滾動…
滾動

像在摩擦地面一樣，
慢慢地轉動畫圓，
身體就會感到舒暢！

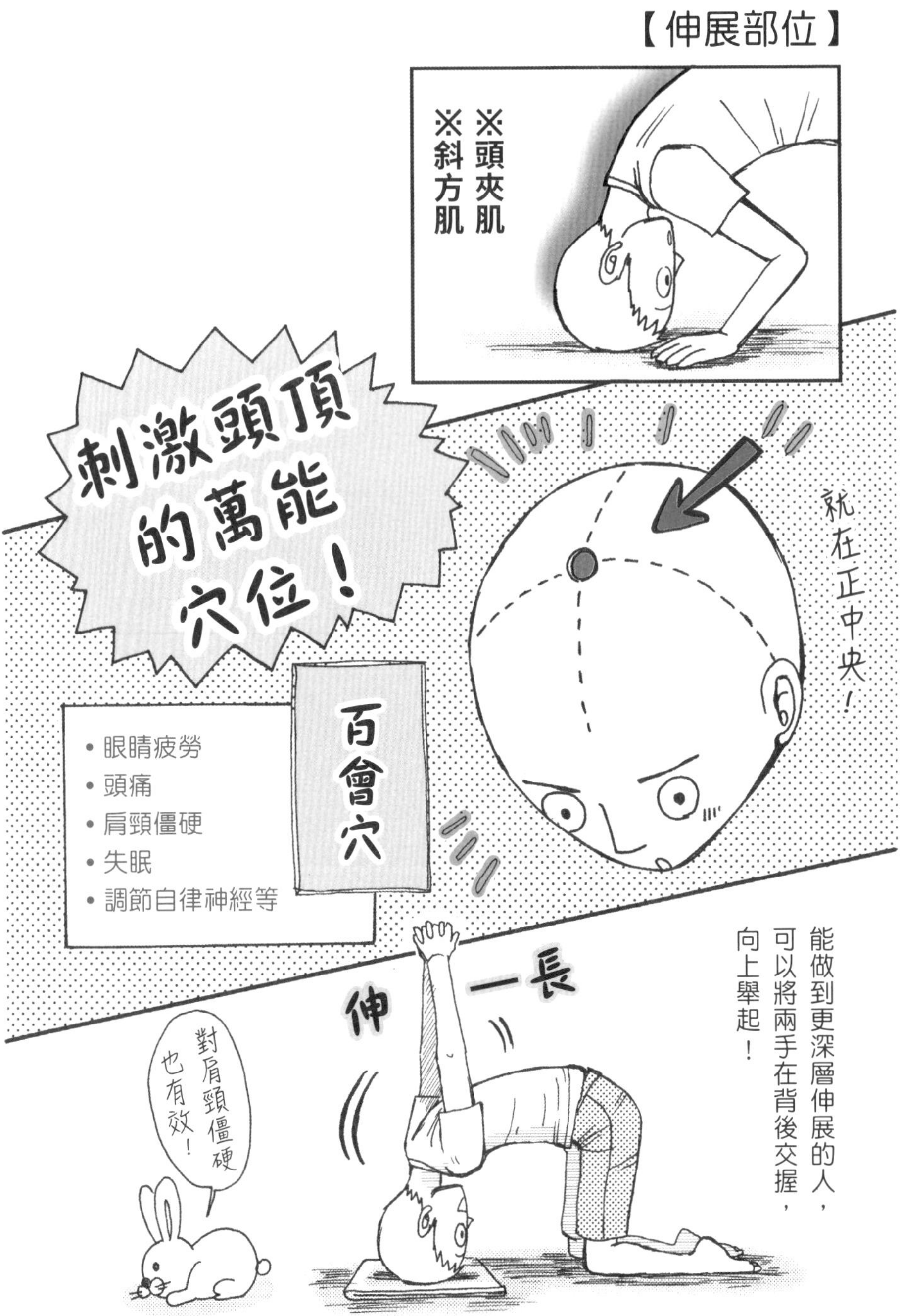
【伸展部位】
※頭夾肌
※斜方肌
刺激頭頂的萬能穴位！
就在正中央！
百會穴
• 眼睛疲勞
• 頭痛
• 肩頸僵硬
• 失眠
• 調節自律神經等
能做到更深層伸展的人，可以將兩手在背後交握，向上舉起！
伸一長
對肩頸僵硬也有效！

## 畫稿畫到思緒卡住的時候

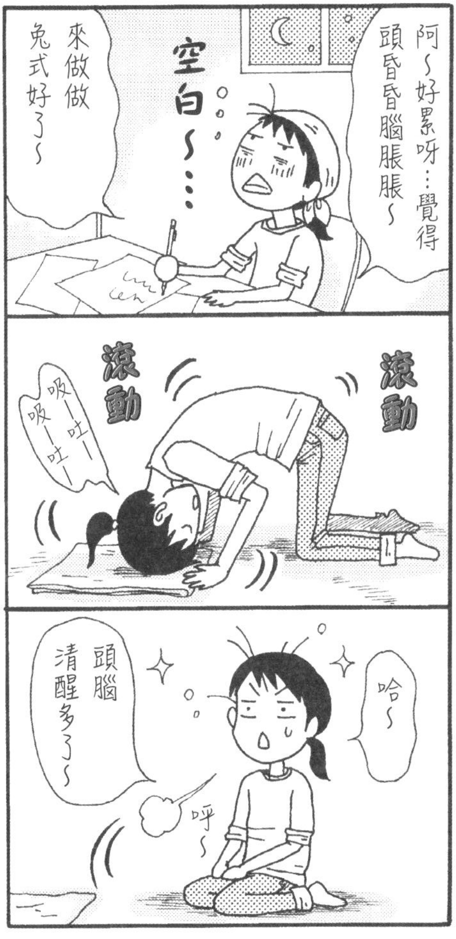
阿~好累呀…覺得頭昏昏腦脹脹~
空白~…
來做做兔式好了~
滾動
滾動
吸—吐—吸—吐—
哈~
頭腦清醒多了~
呼~

# 【臀肌伸展操】

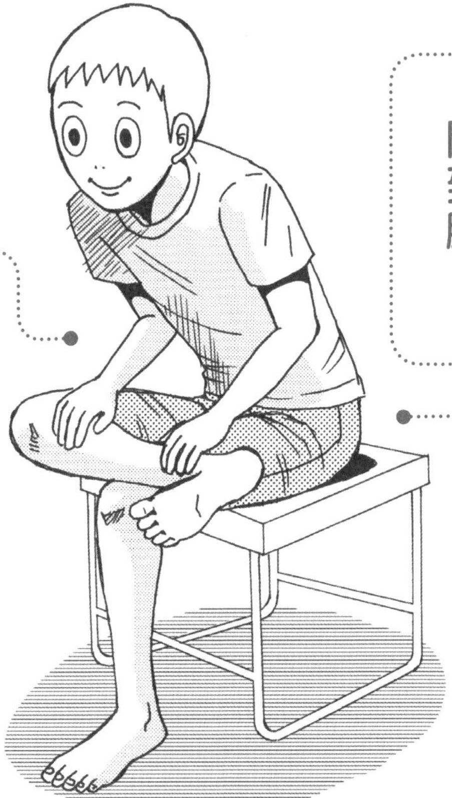

改善臀部到大腿後側的血液循環不良&清除累積的廢物（疲勞）！

預防閃到腰！

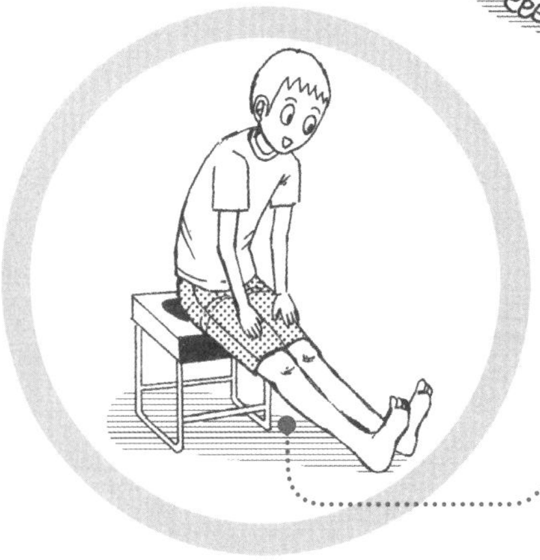

「第二個心臟」

伸展小腿肚，
能幫助全身血液暢通，
連腳尖都暖呼呼！

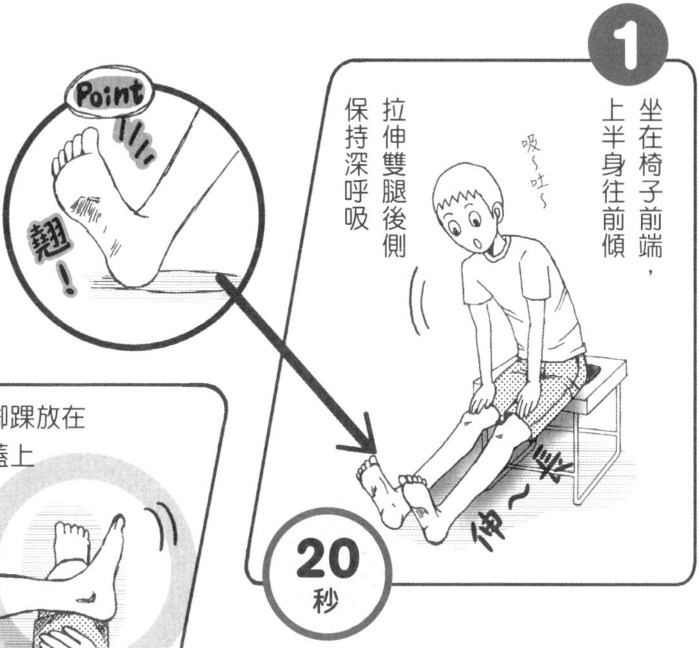
1
坐在椅子前端，上半身往前傾
拉伸雙腿後側
保持深呼吸
吸～吐～
伸～長
20秒
Point
腳跟貼地
腳趾向上翹！
翹！

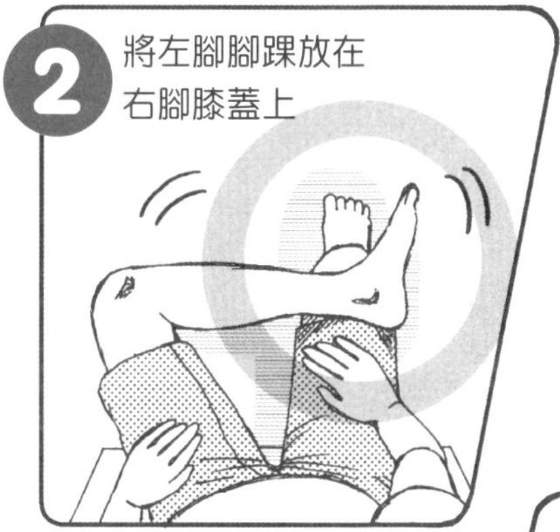
2
將左腳腳踝放在右腳膝蓋上

※如果壓到骨頭覺得痛，可以用手從下方托住保護

3
背部打直
吸—吐—
吸—吐—
上半身向前傾，停留
20秒
一點 一點

※請注意，如果駝背就無法好好伸展臀部肌肉喔！

換腳再做一次喔！

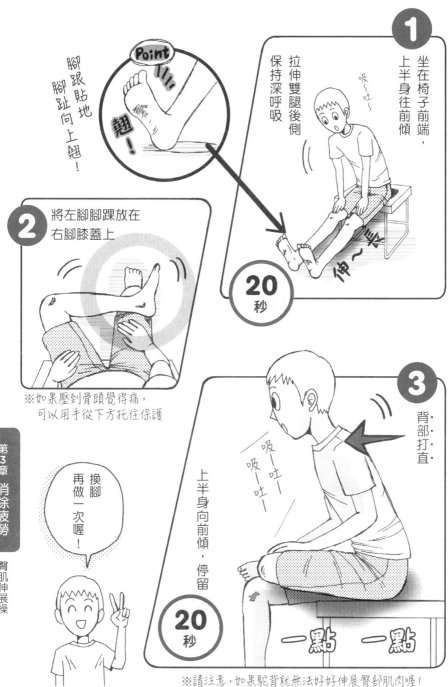

## 【伸展部位】

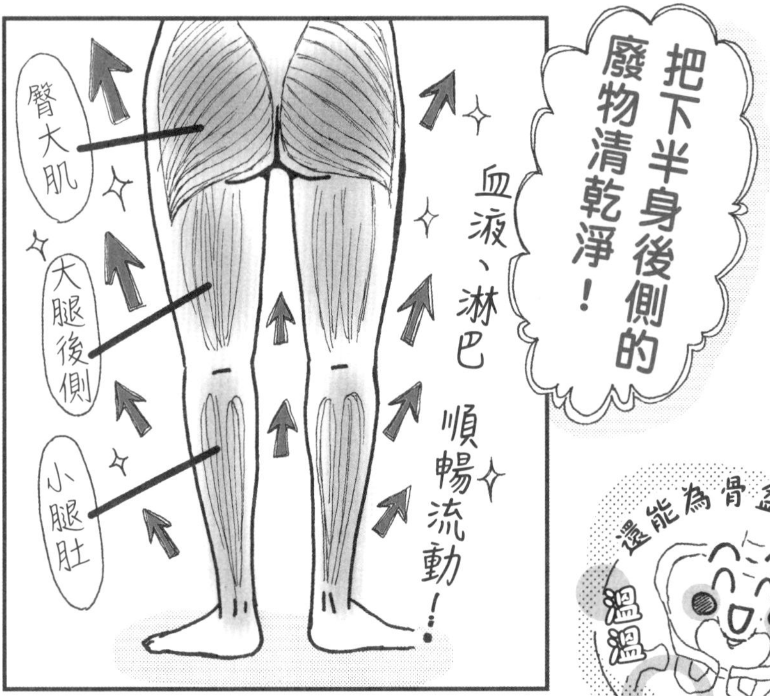


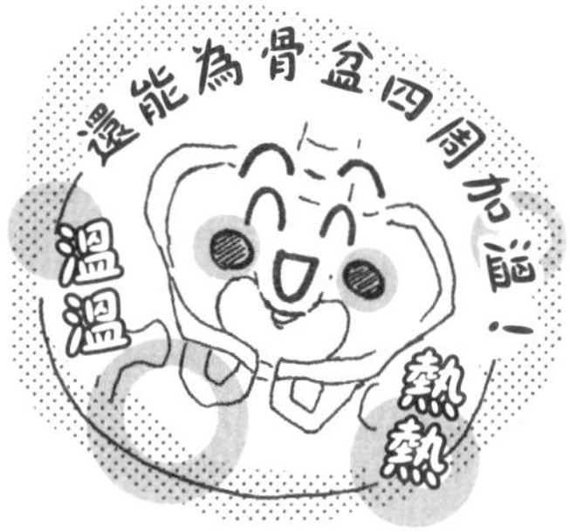


## 翹腳

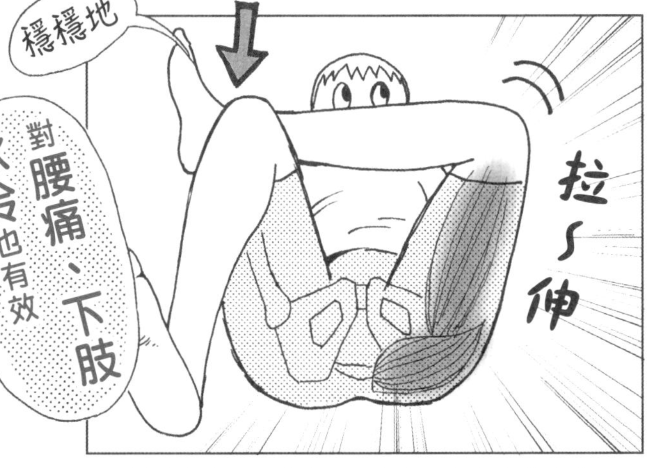


可以完全伸展平時不容易延展到的臀部肌肉！

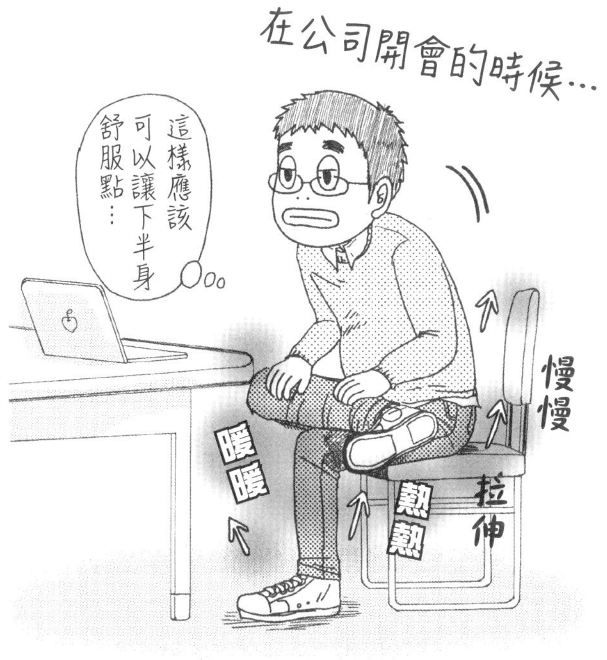
在公司開會的時候…
這樣應該可以讓下半身舒服點…
慢慢
拉伸
熱熱
暖暖

# 【大貓扭轉變化式】

**應用**

放鬆
＋
消除疲勞

刺激脊椎四周，
讓自律神經恢復原本的規律

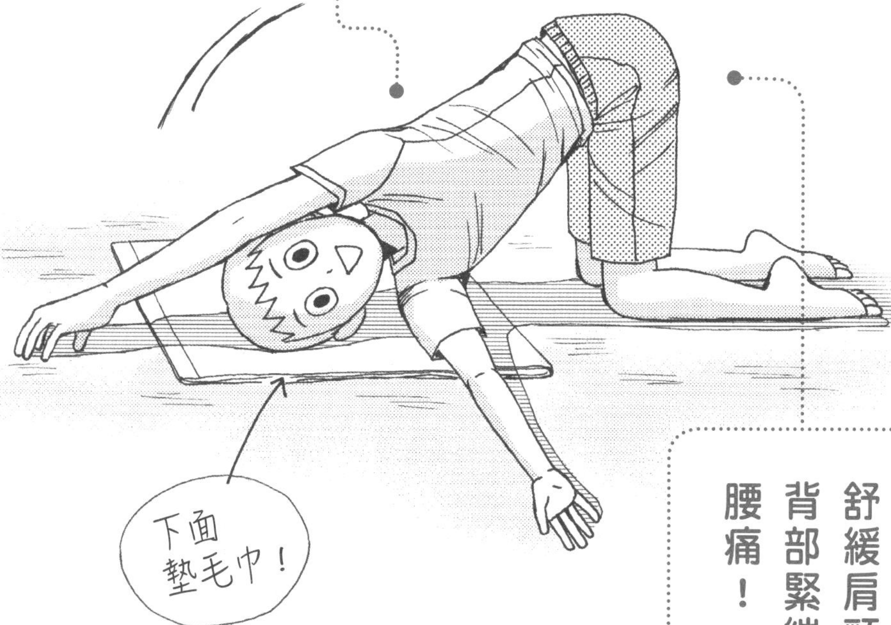


舒緩肩頸僵硬、背部緊繃和腰痛！

做完p.24「貓式」以後
再接著做會比較簡單喔！

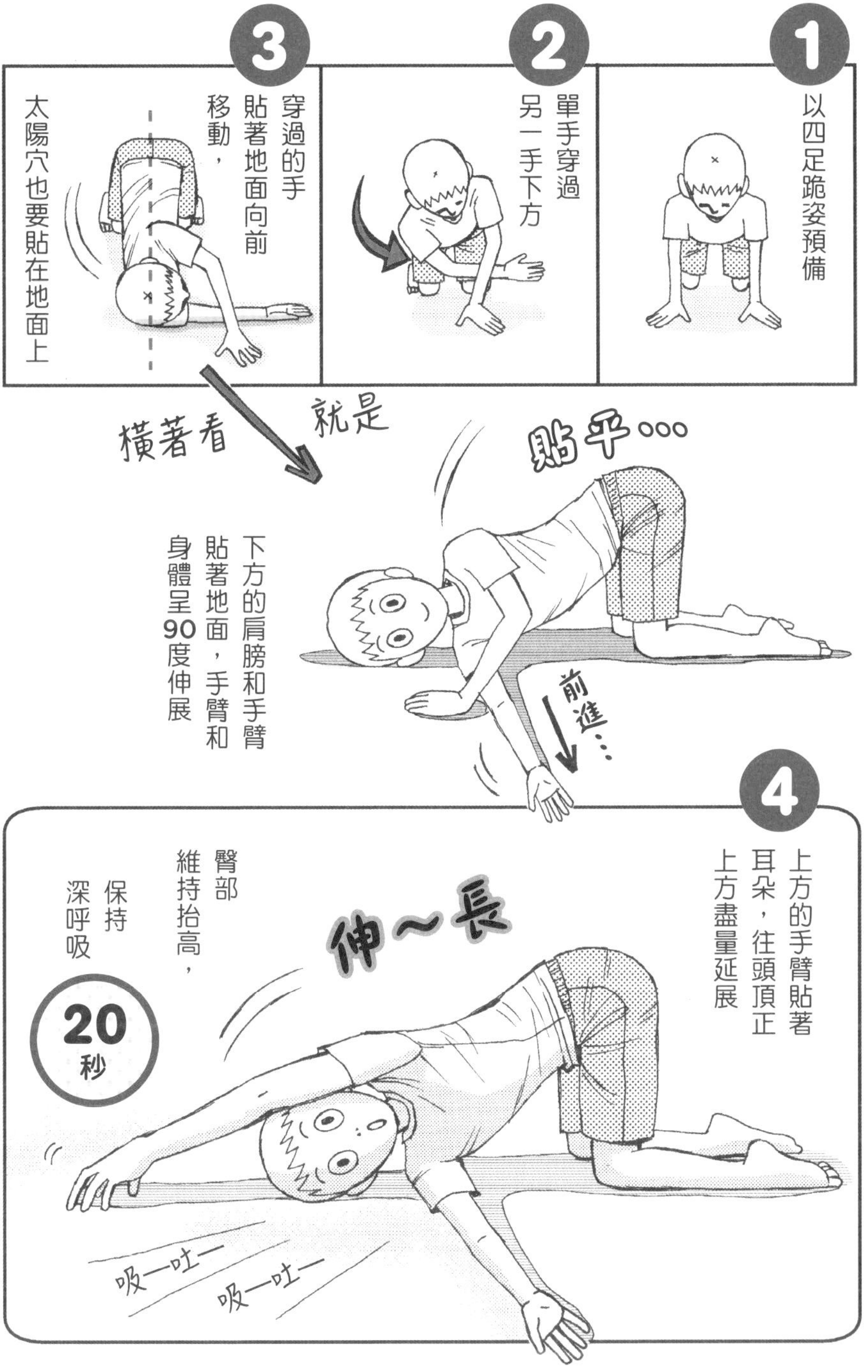
1
以四足跪姿預備
2
單手穿過
另一手下方
3
穿過的手
貼著地面向前
移動，
太陽穴也要貼在地面上
橫著看
就是
貼平…
下方的肩膀和手臂
貼著地面，手臂和
身體呈90度伸展
前進…
4
上方的手臂貼著
耳朵，往頭頂正
上方盡量延展
臀部
維持抬高，
保持
深呼吸
伸～長
20
秒
吸—吐—
吸—吐—

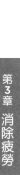

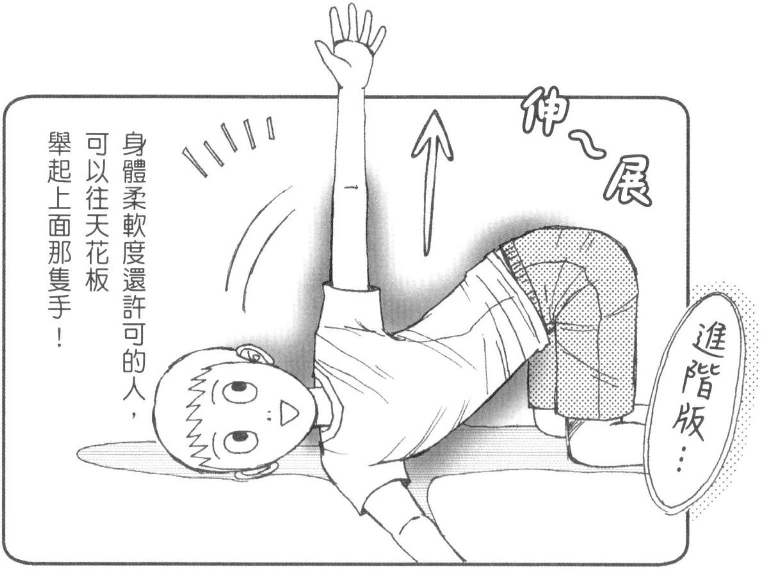
身體柔軟度還許可的人，
可以往天花板
舉起上面那隻手！
伸～展
進階版…

十分舒暢

## 後側伸展＋脊椎伸展的效果

※豎脊肌 ※斜方肌 ※菱形肌

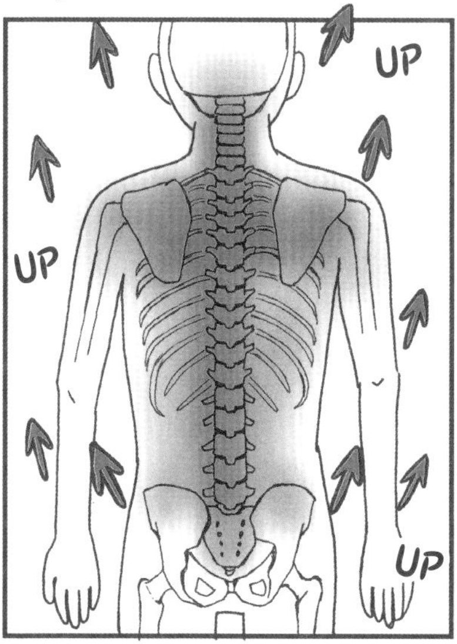
UP
UP
UP

【鬆開的部位】

＋

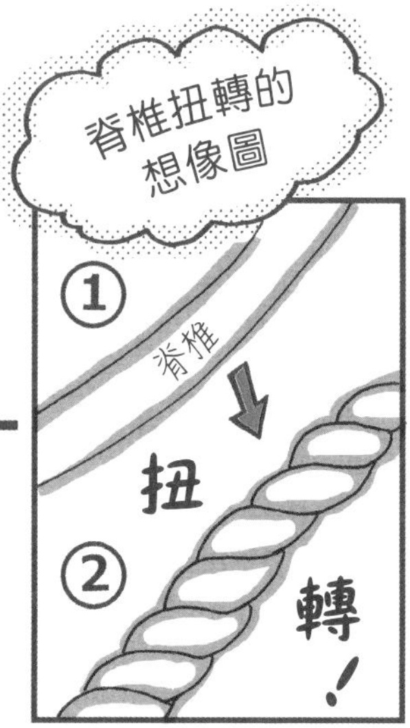
脊椎扭轉的
想像圖
①
脊椎
扭
②
轉！

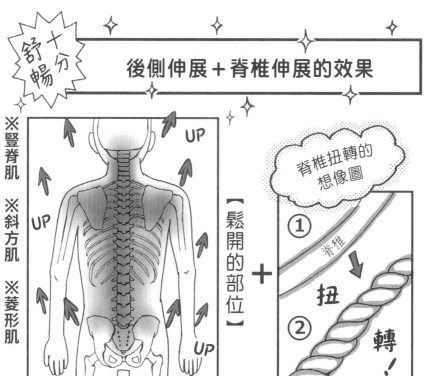

## 崎田報報

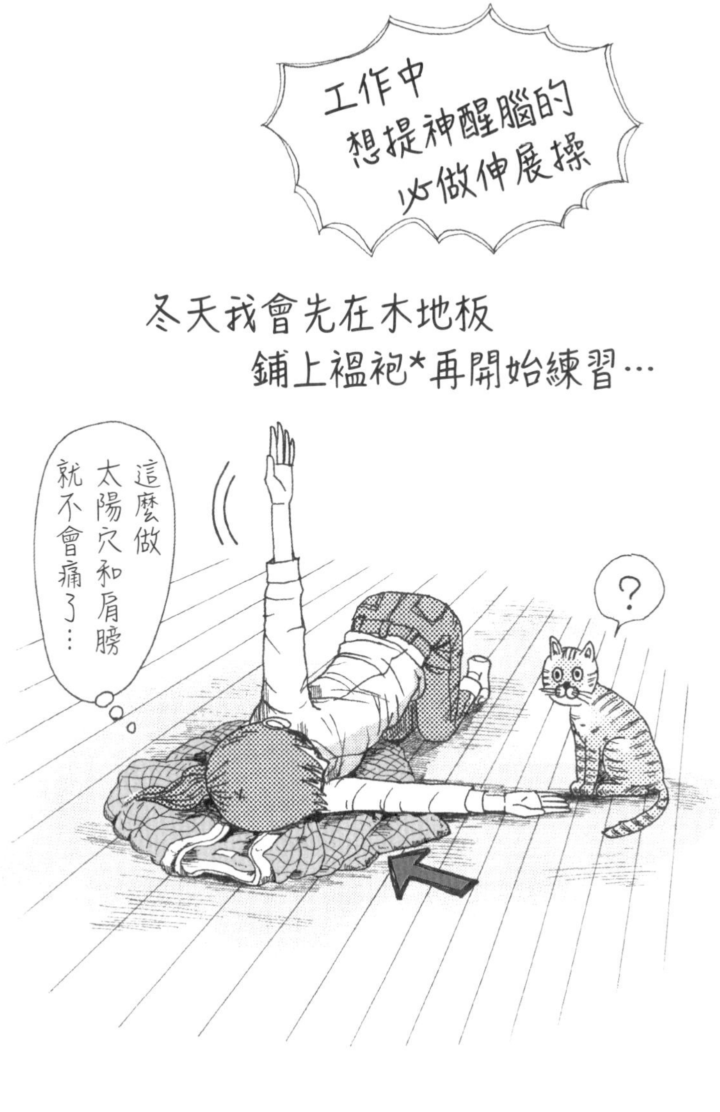

工作中
想提神醒腦的
必做伸展操
冬天我會先在木地板
鋪上褞袍*再開始練習…
這麼做
太陽穴和肩膀
就不會痛了…
?


*譯註：褞袍，日式厚棉寬袖袍服。

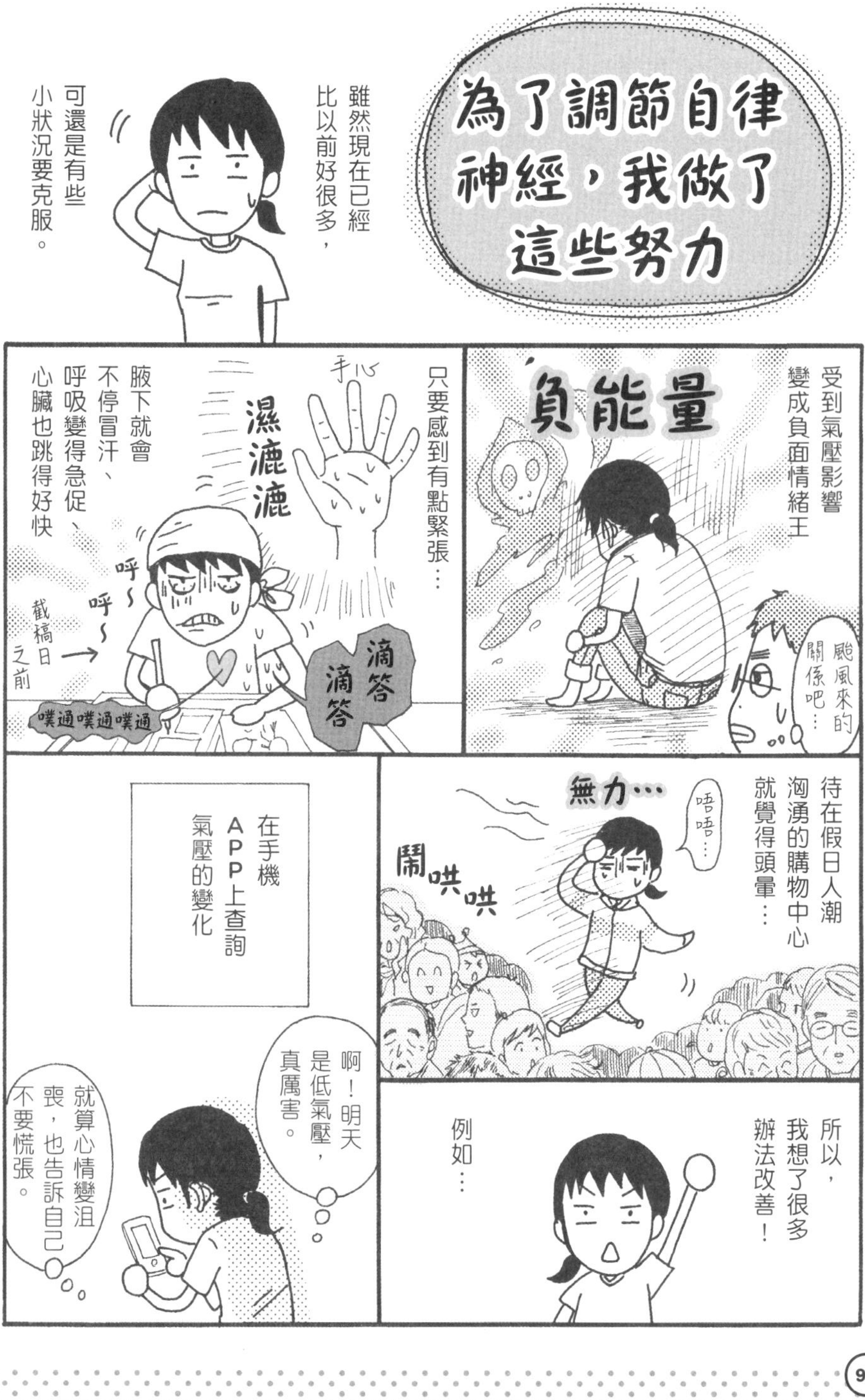
為了調節自律神經，我做了這些努力
雖然現在已經比以前好很多，
可還是有些小狀況要克服。
受到氣壓影響變成負面情緒王
負能量
颱風來的關係吧…
只要感到有點緊張…
手心
濕漉漉
腋下就會不停冒汗、呼吸變得急促、心臟也跳得好快
呼～
呼～
截稿日之前
滴答滴答
噗通噗通噗通
待在假日人潮洶湧的購物中心就覺得頭暈…
無力…
唔唔…
鬧哄哄
所以，我想了很多辦法改善！
例如…
在手機APP上查詢氣壓的變化
啊！明天是低氣壓，真厲害。
就算心情變沮喪，也告訴自己不要慌張。

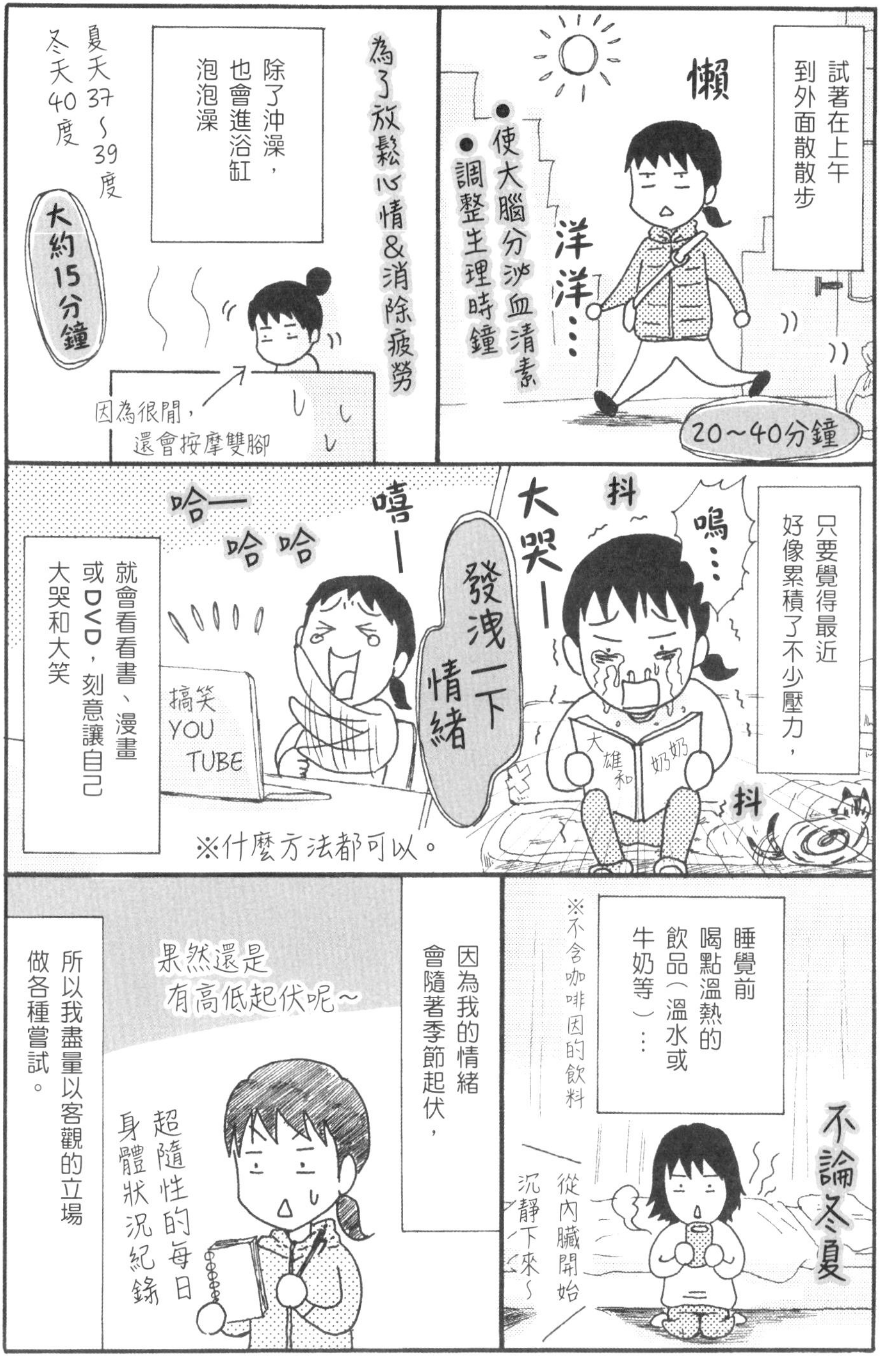

試著在上午到外面散散步
懶
洋洋…
●使大腦分泌血清素
●調整生理時鐘
20~40分鐘
為了放鬆心情&消除疲勞
除了沖澡，也會進浴缸泡泡澡
夏天37~39度
冬天40度
大約15分鐘
因為很閒，還會按摩雙腳
只要覺得最近好像累積了不少壓力，
嗚…
抖
大哭—
抖
大雄和奶奶
發洩一下情緒
嘻—
哈— 哈哈
搞笑YOU TUBE
就會看看書、漫畫或DVD，刻意讓自己大哭和大笑
※什麼方法都可以。
睡覺前喝點溫熱的飲品（溫水或牛奶等）…
※不含咖啡因的飲料
不論冬夏
從內臟開始沉靜下來～
因為我的情緒會隨著季節起伏，
果然還是有高低起伏呢～
超隨性的每日身體狀況紀錄
所以我盡量以客觀的立場做各種嘗試。

我經常在做完瑜伽的
回家路上跑去吃速食…

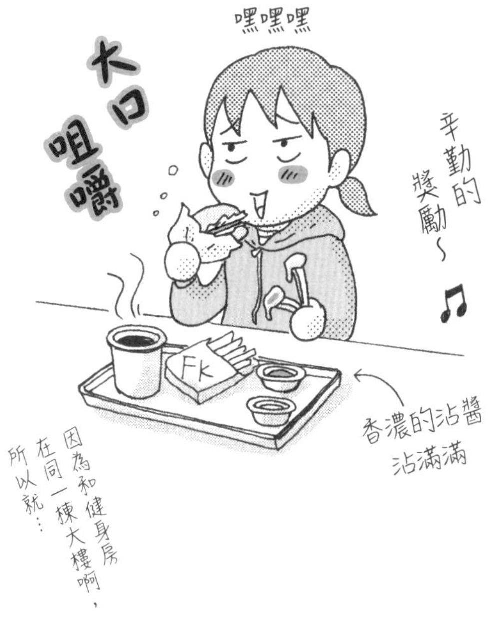
嘿嘿嘿
大口咀嚼
辛勤的獎勵～♪
FK
香濃的沾醬沾滿滿
因為和健身房在同一棟大樓啊，所以就…

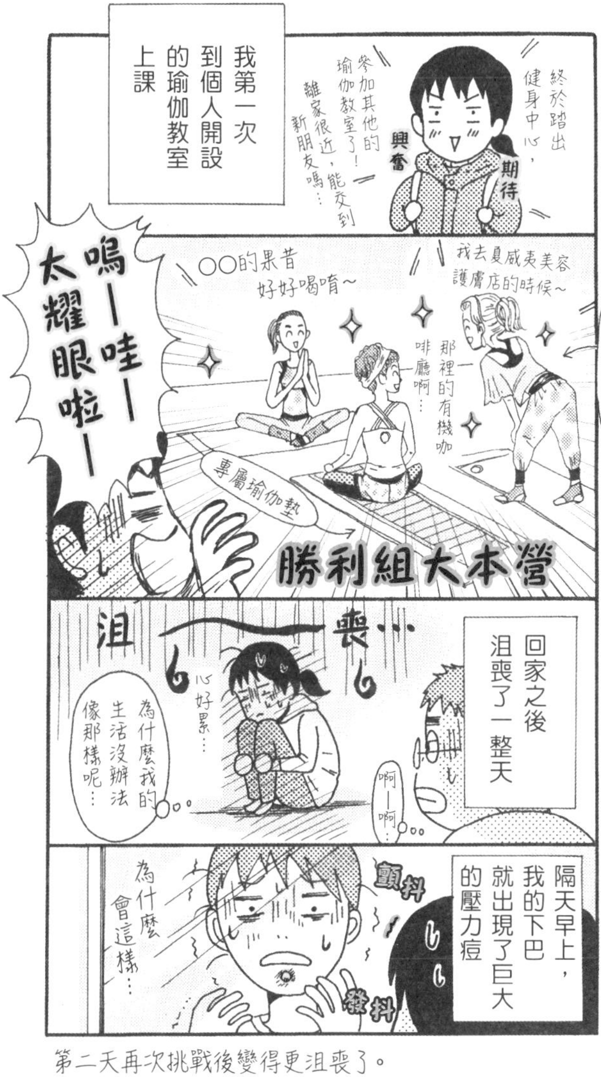

我第一次到個人開設的瑜伽教室上課
終於踏出健身中心，
參加其他的瑜伽教室了！離家很近，能交到新朋友嗎…
興奮
期待
嗚—哇—太耀眼啦—
○○的果昔好好喝唷～
我去夏威夷美容護膚店的時候～
好美的瑜伽服
那裡的有機咖啡廳啊…
專屬瑜伽墊
勝利組大本營
回家之後沮喪了一整天
沮——喪…
心好累…
為什麼我的生活沒辦法像那樣呢…
啊—啊…
隔天早上，我的下巴就出現了巨大的壓力痘
為什麼會這樣…
顫抖
發抖


第二天再次挑戰後變得更沮喪了。

## 同場加映

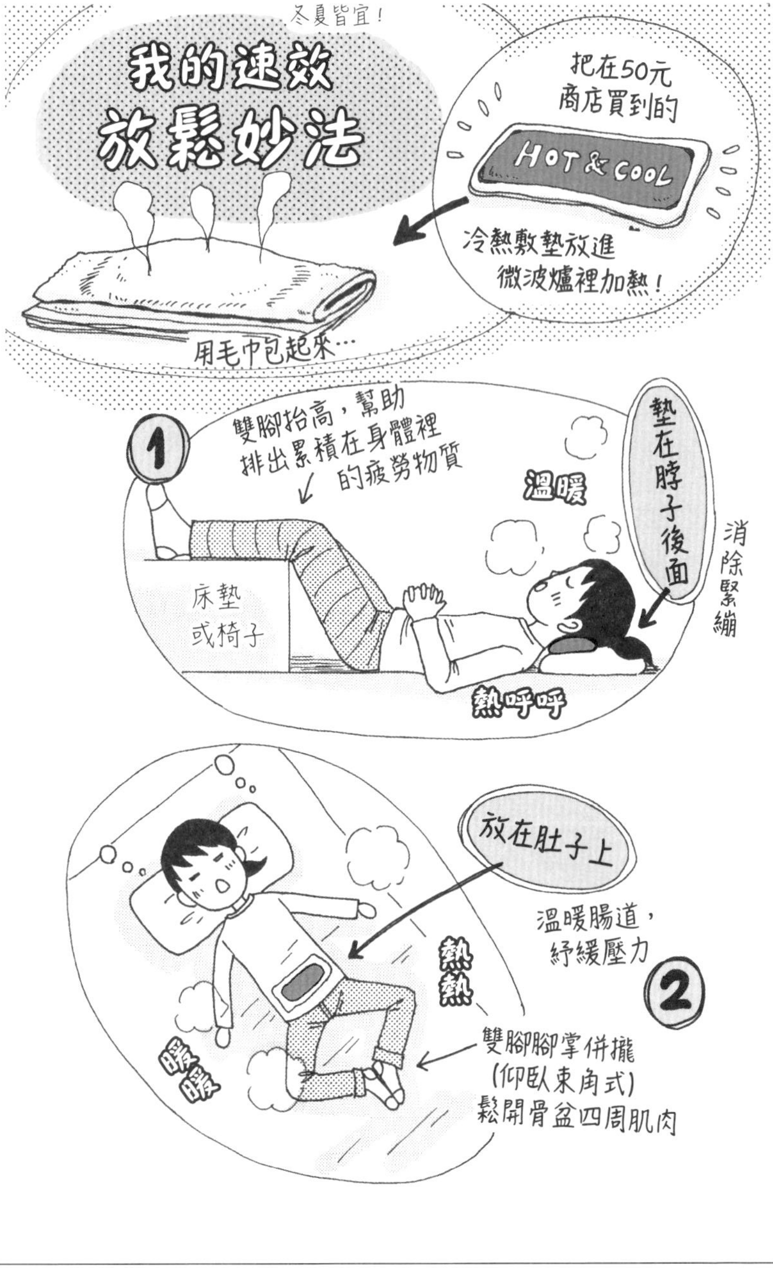
冬夏皆宜！
我的速效放鬆妙法
把在50元商店買到的
HOT & COOL
冷熱敷墊放進微波爐裡加熱！
用毛巾包起來…
1
雙腳抬高，幫助排出累積在身體裡的疲勞物質
溫暖
墊在脖子後面
消除緊繃
床墊或椅子
熱呼呼
放在肚子上
溫暖腸道，紓緩壓力
2
熱熱
暖暖
雙腳腳掌併攏（仰臥束角式）鬆開骨盆四周肌肉

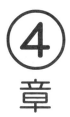

# ④章

# 適合
# 早・午・晚
# 練習的姿勢

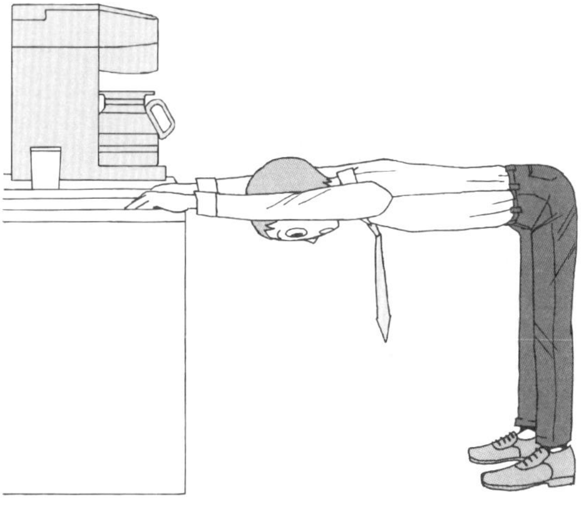

# 早晨瑜伽

驅使肌肉慢慢地活動，
刺激交感神經（戰鬥模式），
喚醒沉睡的身體與大腦！

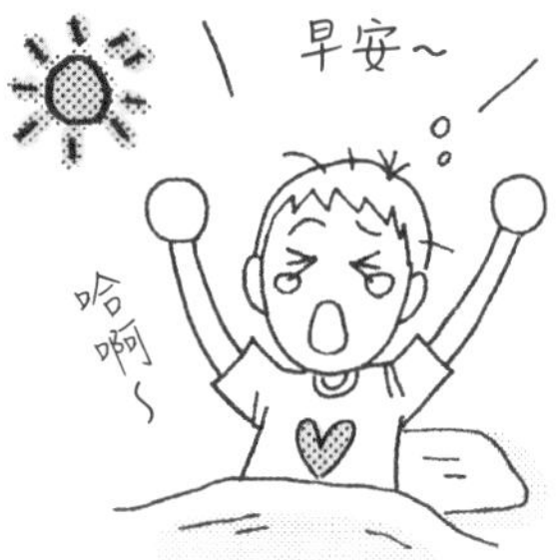


## 1 嬰兒式

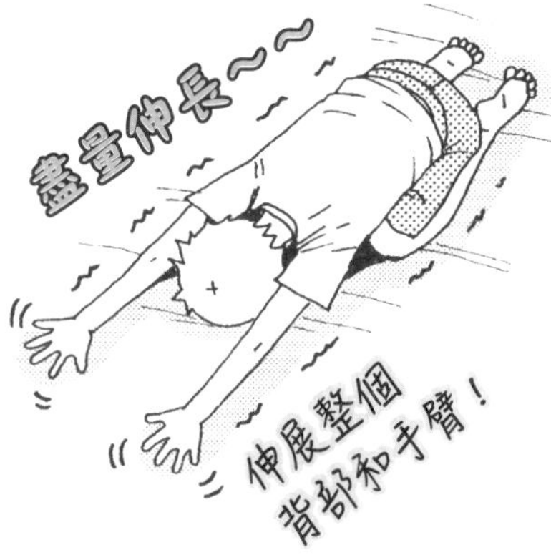


跪坐在坐墊上，然後趴下。將力量集中在手臂，慢慢向外伸長。上半身舒服地往前延伸，沉睡的身體就會慢慢地甦醒過來。

做法 → 參照 p.44

## 2 天線式

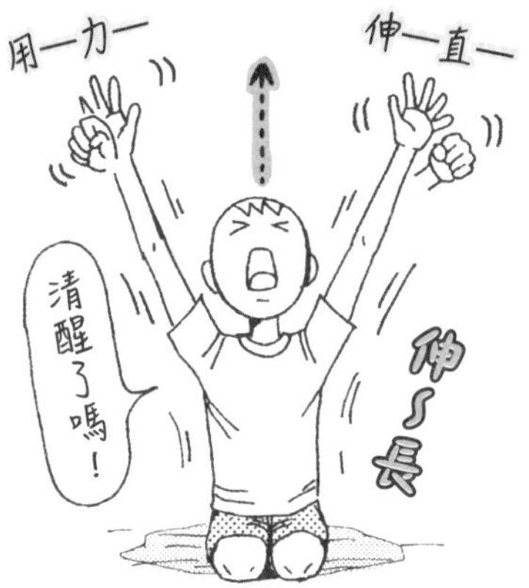

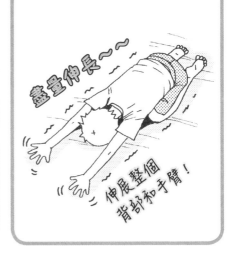


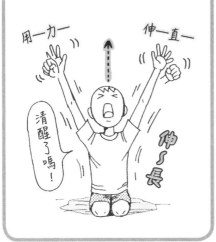

用力開展上半身，抬起下巴進行大幅伸展！伸展時喊出「早安」等聲音，讓大腦和身體一起甦醒過來！

做法 → 參照 p.50

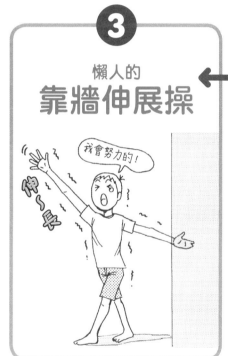

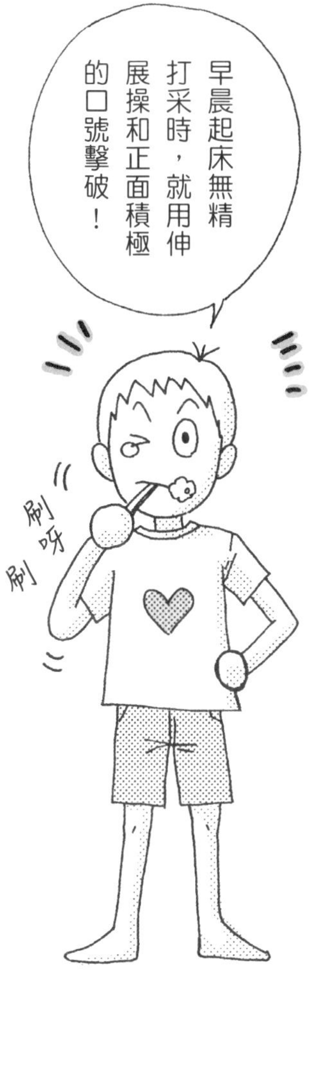
早晨起床無精打采時，就用伸展操和正面積極的口號擊破！
刷呀刷

## 3

### 懶人的
## 靠牆伸展操

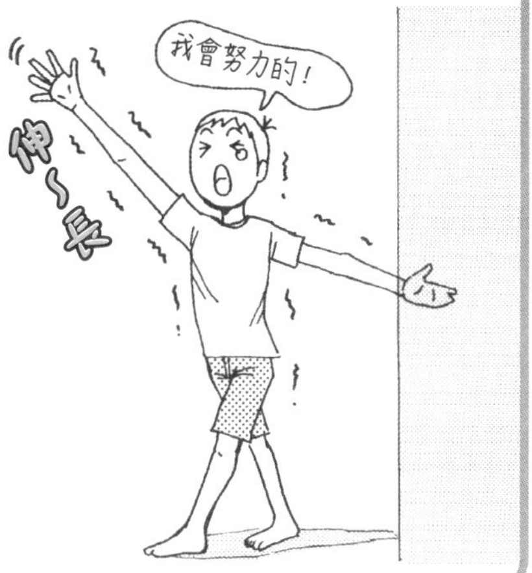
我會努力的！
伸～長

扶著牆壁讓肢體完全開展。適度地帶動身體肌肉和喊出「加油！」「早上真棒！」這些積極正面的話語，激發自己的幹勁！

做法 → 參照 p.66

# 午間瑜伽

大幅伸展身體後側，
清除剛開始蔓延的緊繃（疲勞）！
只要體液循環變好，下午就會充滿活力！

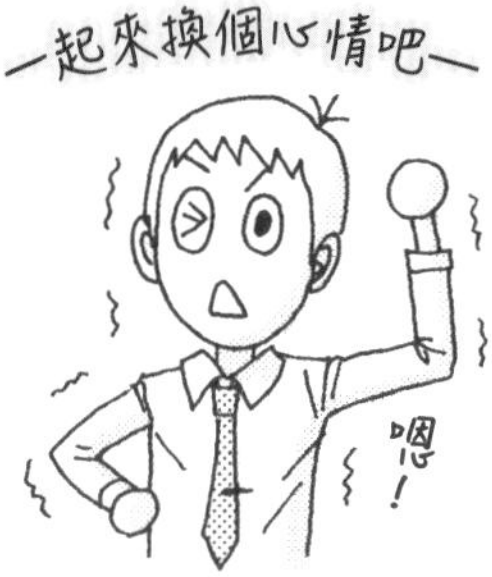

起來換個心情吧
嗯！


## 1 下犬式

（簡易版）

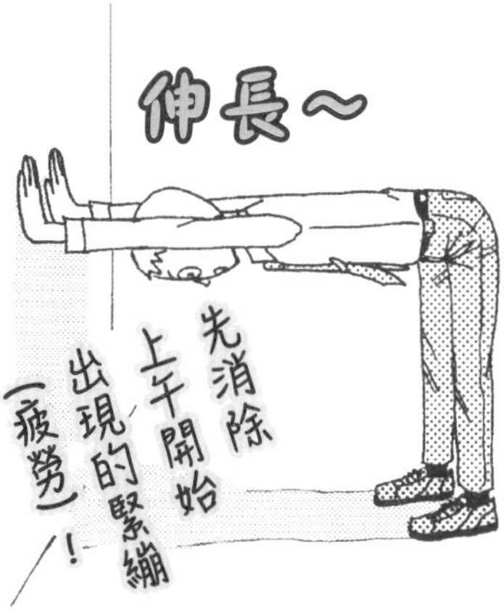

伸長～
先消除上午開始出現的緊繃（疲勞）！


好好伸展身體後側最容易疲勞的「抗重力肌」，這是對消除全身肌肉僵硬超有效的醒腦體位法！

做法 → 參照 **p.74**

## 2 反手嬰兒式

（站立版）

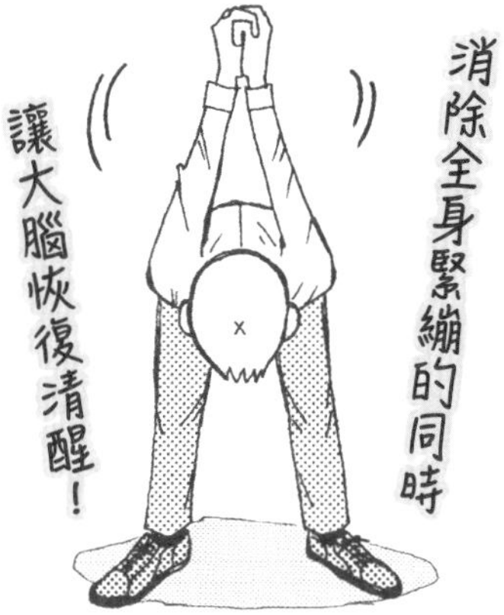

消除全身緊繃的同時
讓大腦恢復清醒！


反手嬰兒式（p.78）的站立版本。雙腳打開與臀部同寬，雙手向後伸直交握，上半身從腰部開始向下彎，幫助血液回流至大腦！（要慢慢起身）

做法 → 參照 **p.78**

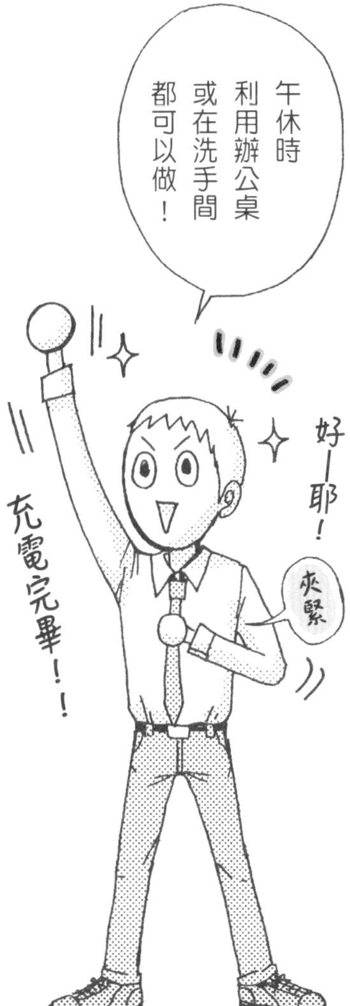
午休時
利用辦公桌
或在洗手間
都可以做！
好—耶！
夾緊
充電完畢！！

## 3 英雄式二

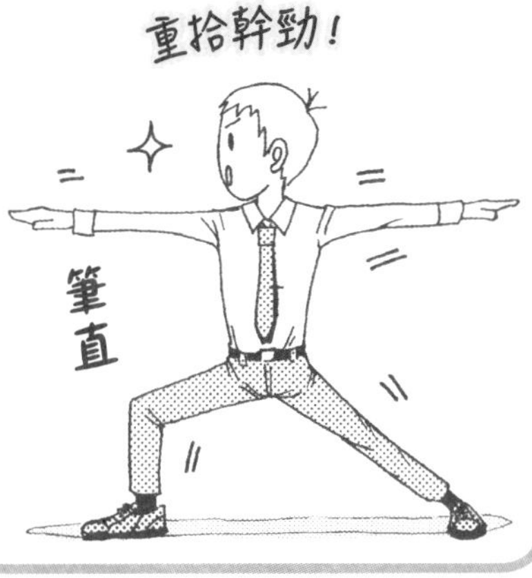
重拾幹勁！
筆直

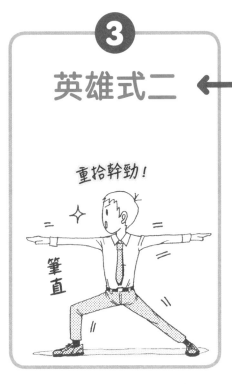

只要消除肌肉緊繃（疲勞），身體就能盡情伸展，活絡體內的每一條肌肉，幫身體注入能量！動態伸展讓心靈也充滿力量！

做法 → 參照 p.62

# 夜晚瑜伽

將累積一天疲勞的脊椎四周肌肉
完全鬆開，鬆綁身體與心靈。
活化副交感神經，才能睡個好覺。

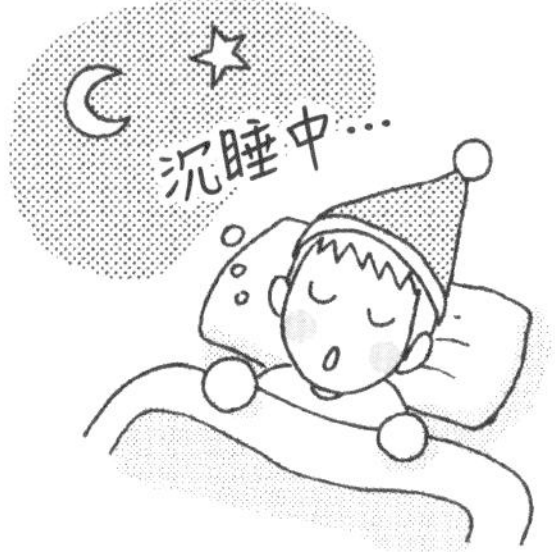
沉睡中…

## 1 貓式

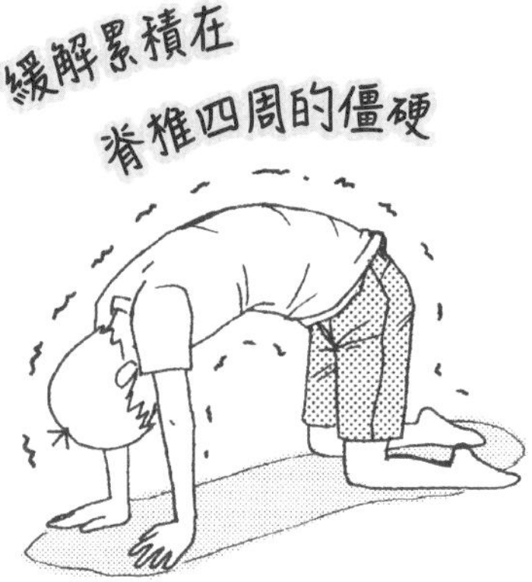
緩解累積在
脊椎四周的僵硬

上下彎曲脊椎能慢慢釋放累積在脊椎周圍肌肉、神經的緊繃，幫助全身肌肉進入放鬆狀態。

做法 → 參照 p.24

## 2 大貓扭轉變化式

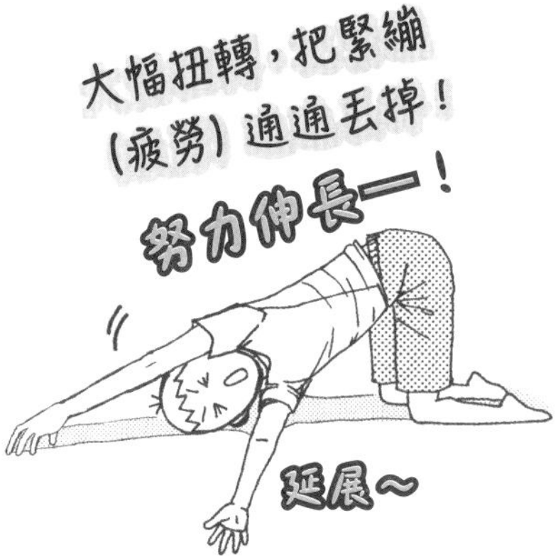
大幅扭轉，把緊繃
(疲勞) 通通丟掉！
努力伸長—！
延展～

大幅扭轉上半身和脊椎。這個動作能完全消除從手臂到腰部的僵硬與疲勞，讓全身肌肉放鬆。

做法 → 參照 p.90

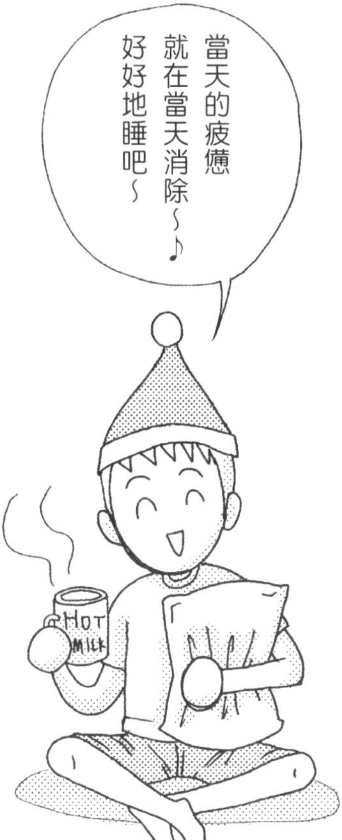
當天的疲憊
就在當天消除~♪
好好地睡吧~
HOT MILK

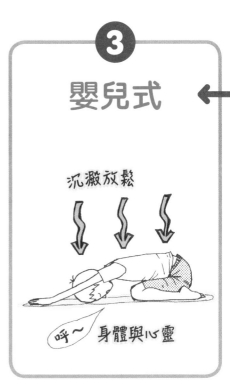

特別推薦大家
在泡完澡後做伸展操~

## 3 嬰兒式

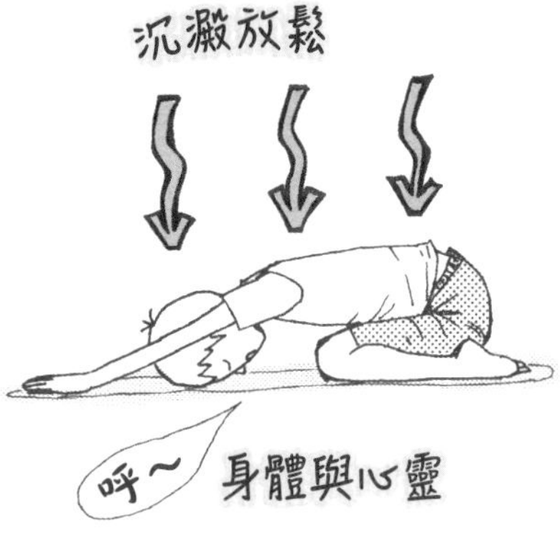
沉澱放鬆
呼~
身體與心靈

在動作1～2我們已經藉由充分活動舒緩了身體的疲勞，接下來用和緩的動作沉澱，引導身心進入「睡眠模式」。

做法 → 參照 p.44

# 恢復朝氣的我為老公帶來的影響

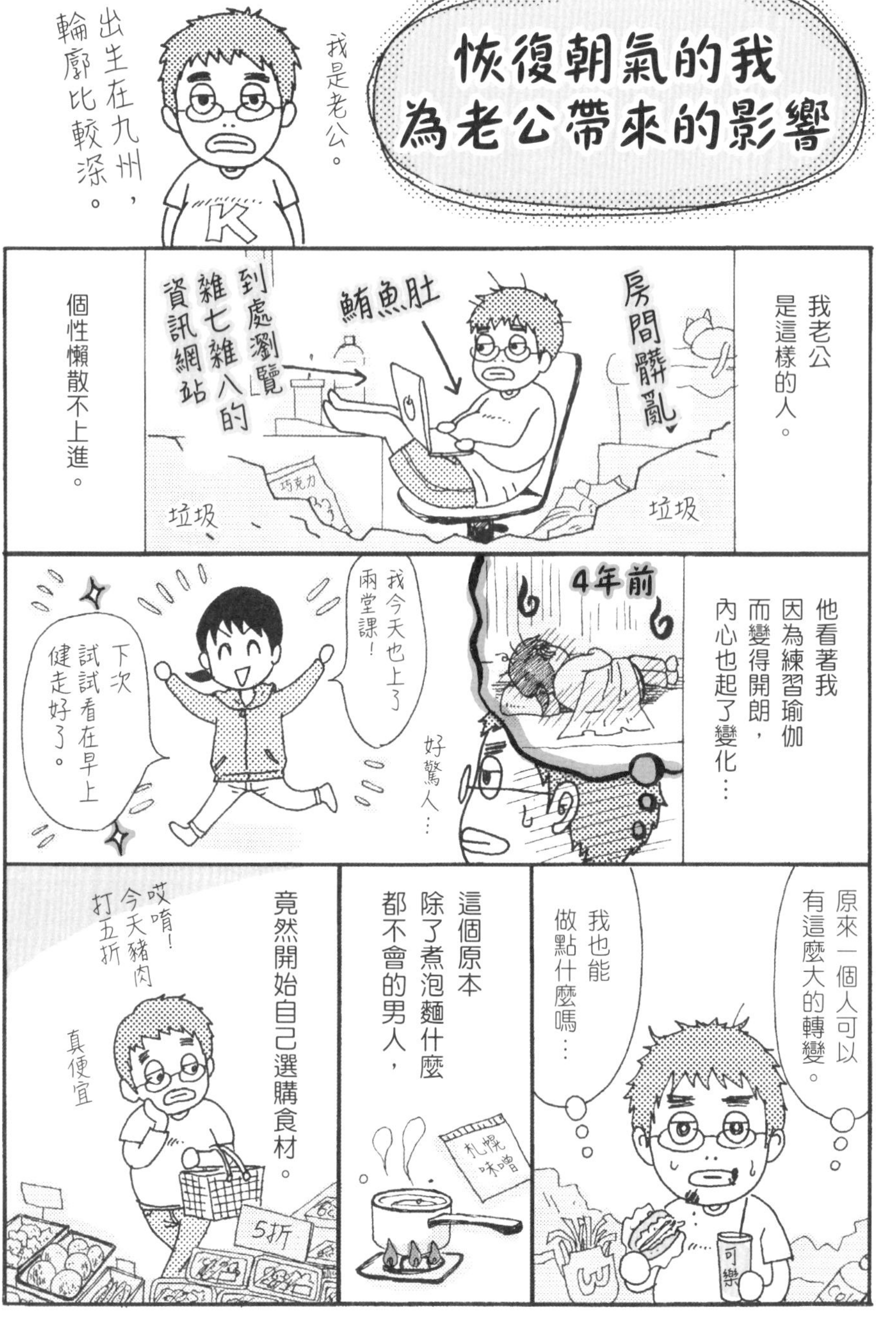
我是老公。
出生在九州，輪廓比較深。
我老公是這樣的人。
房間髒亂
鮪魚肚
到處瀏覽雜七雜八的資訊網站
巧克力
垃圾
垃圾
個性懶散不上進。
他看著我因為練習瑜伽而變得開朗，內心也起了變化…
4年前
好驚人…
我今天也上了兩堂課！
下次試試看在早上健走好了。
原來一個人可以有這麼大的轉變。
我也能做點什麼嗎…
可樂
這個原本除了煮泡麵什麼都不會的男人，
札幌味噌
竟然開始自己選購食材。
哎唷！今天豬肉打五折
真便宜
5折

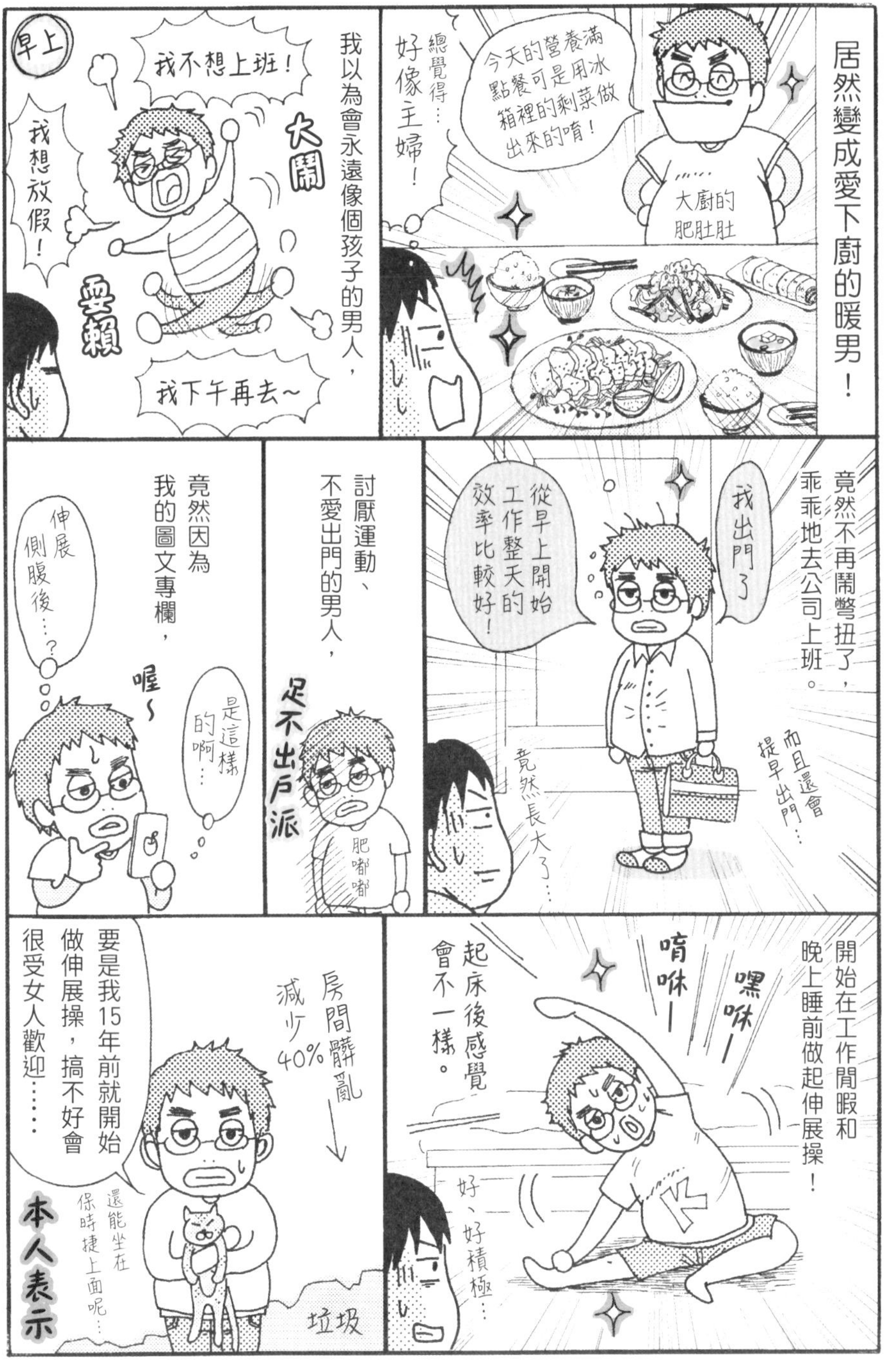
居然變成愛下廚的暖男！
今天的營養滿點餐可是用冰箱裡的剩菜做出來的唷！
總覺得…好像主婦！
大廚的肥肚肚
早上
我以為會永遠像個孩子的男人，
我不想上班！
大鬧
我想放假！
耍賴
我下午再去~
竟然不再鬧彆扭了，乖乖地去公司上班。
我出門了
從早上開始工作整天的效率比較好！
而且還會提早出門…
竟然長大了…
討厭運動、不愛出門的男人，
足不出戶派
肥嘟嘟
竟然因為我的圖文專欄，
伸展側腹後…？
是這樣的啊…
喔~
開始在工作閒暇和晚上睡前做起伸展操！
嘿咻—
唷咻—
起床後感覺會不一樣。
好、好積極…
房間髒亂減少40%
要是我15年前就開始做伸展操，搞不好會很受女人歡迎……
本人表示
還能坐在保時捷上面呢…
垃圾

目前也持續逃離不健康。

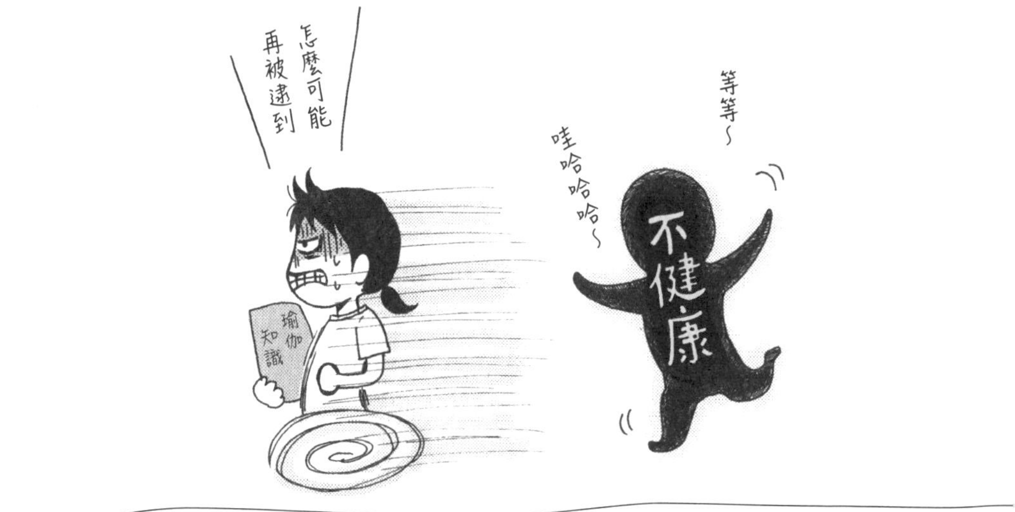
怎麼可能
再被逮到
瑜伽知識
等等～
哇哈哈哈～
不健康

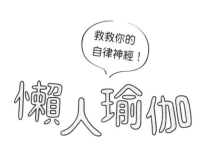

# 後記

謝謝大家願意閱讀這本書。

我是在第一次婚姻遭遇重大打擊後開始身心失調，那是我二十幾歲、即將邁入三十歲時，大概有八年多都給外界一種「不健康」的印象。我還曾對自己的不健康十分引以為傲，現在想起來只覺得好丟人……（臉紅）。

但是後來我覺得再這樣下去不行了，於是採取了職能治療，從練習瑜伽和兼職工作當中逐漸好轉，轉變成「健康宅女」，直到現在。

以前為我看診的身心科醫師曾說過一句惠我良多、讓我印象深刻的話：「我們的心也屬於生命的一部分，當大腦與心都沒辦法依靠的時候，你不覺得去動動身體很棒嗎？」從此以後，我一直把「原來……把生命的基石（身體）調整好才是最重要的事！」這個觀念銘記在心。

只要是適合自己的方式都可以，不管是練習瑜伽，偶爾去讓師傅按摩或親近大自然，我覺得都很棒。

因為我不想再對不健康的生活沾沾自喜（淚），所以不管我是多麼懶惰的懶散鬼，都會極力避免同樣的事情再度發生。

我覺得自己很幸運，可以遇見懶散如我都能持續下去的瑜伽。

最後，我想要對一直以來都很有耐性的責任編輯深川奈奈小姐，為我的書籍創作出完美設計的設計師千葉小姐，還有為這本書進行審訂的福永老師，以及給予這本書幫忙協助的人表達感謝之意。

就算只有片刻也好，我衷心盼望閱讀這本書的讀者都得到一段能夠放鬆身心靈的時光。

再次謝謝大家的支持與閱讀！

崎田美菜

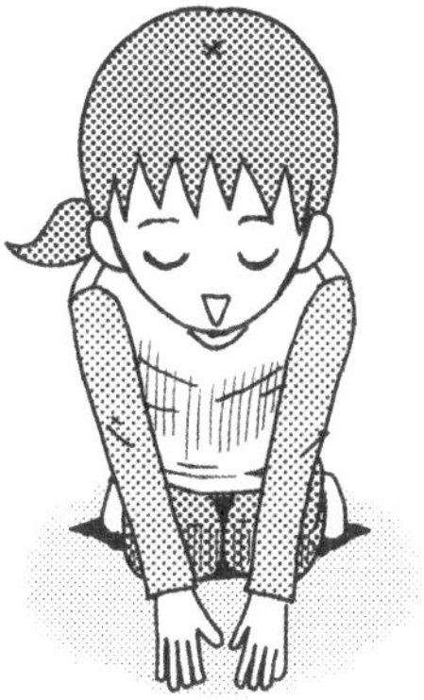

# 懶人瑜伽

【漫畫解剖】

簡單到身體會自動記憶的宅瑜伽，輕鬆拯救自律神經失調

自律神経どこでもリセット！ずぼらヨガ


作　　者　崎田美菜（崎田ミナ）
審　　訂　福永伴子
譯　　者　白璧瑩
特約編輯　李韻柔
內頁排版　劉靜薏
封面設計　翁秋燕
行銷企劃　陳慧敏・蕭浩仰
營運顧問　郭其彬
行銷統籌　駱漢琦
業務發行　邱紹溢
責任編輯　劉淑蘭
總 編 輯　李亞南
出　　版　漫遊者文化事業股份有限公司
地　　址　台北市松山區復興北路331號4樓
電　　話　(02) 2715-2022
傳　　真　(02) 2715-2021
服務信箱　service@azothbooks.com
臉　　書　www.facebook.com/azothbooks.read
營運統籌　大雁文化事業股份有限公司
地　　址　台北市105松山區復興北路333號11樓之4
劃撥帳號　50022001
戶　　名　漫遊者文化事業股份有限公司
二版一刷　2023年1月
定　　價　台幣320元

ISBN　978-986-489-739-1


本書如有缺頁、破損、裝訂錯誤，請寄回本公司更換。



原版書名：懶人瑜伽【漫畫解剖】16式超有感「輕懶慢」宅瑜伽，拯救你的自律神經失調






國家圖書館出版品預行編目 (CIP) 資料

懶人瑜伽：(漫畫解剖) 簡單到身體會自動記憶的宅瑜伽，輕鬆拯救自律神經失調 / 崎田美菜著；白璧瑩譯. -- 二版. -- 臺北市：漫遊者文化事業股份有限公司出版：大雁文化事業股份有限公司發行, 2023.01
112 面；14.8x21 公分
譯自：自律神経どこでもリセット！ずぼらヨガ
ISBN 978-986-489-739-1(平裝)

1.CST: 瑜伽
411.15　　111019951


● 參考文獻


《瑜伽3D解剖書》(The Key Muscles of Yoga)（已絕版）
作者　瑞龍（Ray Long M.D.）
橡實文化（2012年）

《瑜伽解剖書》(Yoga Anatomy)（已絕版）
作者　雷思利・卡米諾夫（Leslie Kamino）
大家出版（2009年）
*編按：大家出版於2013年出版的《瑜伽解剖書：解開瑜珈與人體的奧祕（擴大增訂版）》為此書新版。

《史上最強圖解！ 這樣說你就懂！ 解剖學》（台灣未出版）
作者　竹內修二
夏目社（2014年）

《美術解剖學圖解集》（台灣未出版）
作者　中尾喜保、宮永美知代
南山堂（1986年）

《徹底圖解自律神經失調症》（已絕版）
審訂　蘆原睦
楓書坊（2010年）